AF210265

AZÚCAR: ALIMENTO PARA EL CÁNCER

Aurelio Zamora Rodríguez

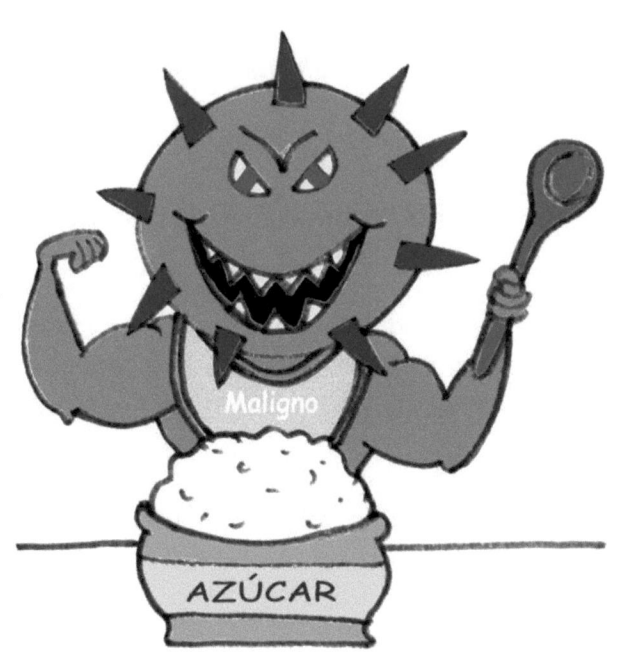

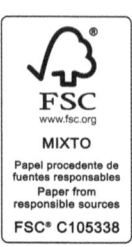
Impreso y editado por Books on Demand GmbH
info@bod.com.es - www.bod.com.es
Impreso en Alemania – *Printed in Germany*

ISBN: 9788413267111

ÍNDICE

PARTE IV

RECOMENDACIONES PARA LLEVAR UNA VIDA SALUDABLE Y REDUCIR EL RIESGO DE CÁNCER:

INTRODUCCIÓN

La caña de azúcar ya se usaba como endulzante hace 4.500 años en la India, pero hasta el siglo XII no llegó a Europa y fue considerada como una especia. Naturalmente en esa época el consumo era muy escaso. Después del descubrimiento de América la caña de azúcar también llegaba del Caribe. Para poderla transportar fácilmente, el jugo de la caña de azúcar era desecado por calentamiento sin someterlo a más procesos químicos. Era un producto semejante a la panela que se vende en la actualidad. Tenía un 85% de azúcar (sacarosa) y el resto era principalmente fibra, minerales y vitaminas.

A principios del siglo XIX, el todopoderoso Napoleón Bonaparte prohibió la entrada de caña de azúcar en su Imperio, al mismo tiempo que promovía la búsqueda de una alternativa a partir de plantas de cultivo en Europa. Así se llegó a la obtención de azúcar a partir de la remolacha azucarera, que tiene un 15% de sacarosa. Pero el jugo de la remolacha simplemente desecada por evaporación, a diferencia del de la caña de azúcar, contiene algunas sustancias amargas que le dan un regusto desagradable. Era preciso eliminar estas sustancias mediante un proceso químico de refino y purificación. Así se obtenían unos cristalitos blancos, atrayentes y de sabor delicioso. Pero es que al mismo tiempo se les habían eliminado nutrientes esenciales como minerales, vitaminas y fibra, dejando sólo la sustancia química sacarosa. Este es el azúcar que estamos consumiendo.

Naturalmente Napoleón no sabía el daño que estaba haciendo a la Humanidad, siendo la causa a lo largo de los años de algunos trastornos y enfermedades graves. A esto hay que añadir que los gobiernos subvencionaron el cultivo de la remolacha azucarera y las fábricas de azúcar. Todo esto fue aprovechado por la Industria para fabricar multitud de productos endulzantes con este azúcar, como caramelos, refrescos, bollería, pasteles, postres, etc. De esta forma el consumo de azúcar ha ido creciendo cada año de forma exponencial. Por ejemplo, a principios del siglo XX el consumo de azúcar era de 7g diarios por habitante, mientras que en la actualidad es de 70g. Por eso la ONU ha reaccionado y recomienda que no se pasen de 25g al día por persona. No obstante, los expertos en nutrición recomiendan rebajar aún más esta cantidad y consumir carbohidratos complejos (índice glucémico bajo) para no producir picos elevados de glucosa (azúcar) en la sangre que son los que realmente perjudican.

A esto hay que añadir unos sucesos internacionales que se produjeron a lo largo de estos años y que también están relacionados con el azúcar. En los países asiáticos, cuya base de alimentación es el arroz, se consumía de forma integral, es decir sin retirar la cascarilla, hasta que a finales del siglo XI se inventó la máquina que descascarillaba mecánicamente los granos de arroz, dejando un producto blanco y atractivo para comer. Su uso se extendió rápidamente, pero tuvo una grave consecuencia, la aparición de dos epidemias. Una fue la enfermedad neurológica Beriberi y la otra la Pelagra. Pronto los científicos observaron que estas enfermedades se curaban administrándoles la cascarilla de arroz. Años más tarde se descubrió que esta cascarilla contenía vitamina B1 (tiamina), cuya carencia era la causa del Beriberi, y de la vitamina B3 (niacina) que lo era de la Pelagra. Pero además el arroz blanco cuando se hierve tiene otro efecto perjudicial, si se abusa, y es que se convierte en azúcar (glucosa) en nuestro intestino y así pasa a la sangre.

En Occidente cuya base alimenticia es el trigo, aunque no tan exclusivo como el arroz en Asia, se fue obteniendo cada vez una harina más refinada, eliminando el salvado y el germen. De este modo se conseguía una harina más blanca para elaborar el pan y otros productos. Pero al mismo tiempo se eliminaban vitaminas y minerales que se encontraban en el germen de trigo y en el salvado. Esta harina blanca, si se somete a fermentación (pan) o cocción también se convierte en azúcar (glucosa) al hacer la digestión.

Un tercer hecho también relacionado en el azúcar, es la llegada de las patatas de América que después de algunos años se extendió su cultivo en Europa. La fécula (carbohidrato) que contienen las patatas igualmente se convierte en azúcar (glucosa) cuando se cuece, se fríe o se hornea y hacemos la digestión.

Ante este panorama tan oscuro hay que hacer notar que no es que haya que prescindir totalmente de estos alimentos, pero si que hay que evitar un consumo excesivo de los mismos.

La demanda de los enfermos diabéticos de disponer de una alternativa al azúcar que no elevara la glucemia (azúcar en sangre) y la del número creciente de obesos, de sobrepeso o de dietas de adelgazamiento para que no aportaran calorías, hizo que la industria alimentaria investigara para obtener edulcorantes sintéticos (químicos). Después de ser sometidos a estrictos ensayos, son autorizadas como aditivos por la Agencia del Medicamento y Alimentos de cada país. El primero de este tipo fue la conocida *sacarina* que fue sintetizada en el año 1879. A esta le han seguido a lo largo de los años otros edulcorantes como el ciclamato, aspartamo, sucralosa, etc.

Todos estos edulcorantes sintéticos se han usado y siguen usándose en los llamados productos "light" o "zero". No obstante, no se ha conseguido frenar el consumo de azúcar y además tienen unos efectos secundarios perjudiciales y en algún caso grave. En la parte III de este libro haremos una descripción más detallada de los edulcorantes como alternativa al azúcar.

Una mala alimentación mantenida durante tiempo puede ser la causa de enfermedades graves incluido el cáncer. Se calcula que el 35% de las causas de cáncer son producidas por una dieta alimentaria inadecuada. Además el exceso de azúcar y alimentos elaborados con harinas refinadas, aunque no son cancerígenos, contribuyen al desarrollo de las posibles células cancerosas, es decir a alimentar estas células. En este libro veremos con más detalle cómo actúan estos hidratos de carbono y las distintas vías por las que la glucosa favorece (cuando está en exceso) el desarrollo de las células cancerosas.

PARTE I

TRASTORNOS Y ENFERMEDADES RELACIONADOS CON EL AZÚCAR

Cuando nos referimos al azúcar, no sólo hay que considerar el azúcar blanco (sacarosa), sino también todos los carbohidratos de absorción rápida (ver índice glucémico), como el pan blanco, harinas refinadas, repostería, así como otros azúcares camuflados con nombres (jarabes de maíz, jarabe de dextrosa, glucosa, fructosa e incluso la miel). El azúcar es esencial para que nuestro organismo obtenga energía, pero hay que obtenerla de otras fuentes de carbohidratos complejos (hidratos de carbona) de absorción lenta.

Naturalmente, el riesgo de desarrollar determinadas enfermedades se produce cuando se consume un exceso de estos azúcares y de modo prolongado (a veces pueden pasar años sin que se manifieste).

A continuación se describen sucintamente los trastornos y enfermedades en las que el azúcar es un factor de riesgo importante.

DIABETES

Cuando tomamos azúcar o carbohidratos se eleva el nivel de glucosa (azúcar simple) en la sangre, lo que se llama *hiperglucemia*. Ante esta elevación, el páncreas responde segregando una hormona, *insulina*, que facilita la entrada de la glucosa en las células para que produzca energía y otra parte la acumula en el hígado y los músculos en forma de *glucógeno*, como almacén de reserva. De esta forma se mantienen los niveles normales de glucosa en la sangre.

Pero ¿qué ocurre cuando tomamos demasiado azúcar y durante tiempo?. El páncreas ya no es capaz de segregar suficiente insulina para rebajar los niveles de glucosa y además se va creando lo que se llama "resistencia a la insulina", es decir van disminuyendo los receptores de insulina que están en las membranas de las células, que son como las puertas de entrada de la glucosa. El resultado final es un permanente aumento del nivel de glucosa en la sangre, una *hiperglucemia*. Nos encontramos ante una **diabetes tipo 2**. La **diabetes tipo 1** es cuando el páncreas deja de segregar totalmente insulina y hay que administrársela por inyección.

SOBREPESO Y OBESIDAD

Cada año aumenta el número de obesos, no sólo en los adultos sino también en los niños, debido a un consumo excesivo de azúcares, dulces y harinas refinadas (índice glucémico alto). Para determinar si el peso es normal o no, se usa el "Indice de masa corporal (IMC)".

	IMC
Clínicamente obeso.................	> 40
Obeso..................................	30-40
Sobrepeso...........................	25-30
Normal.................................	19-25
Delgadez.............................	< 19

El índice de masa corporal se calcula con la siguiente fórmula:

$$IMC = \frac{Peso\ (Kg)}{Altura^2\ en\ m}$$

13

Los últimos estudios estadísticos muestran que en España el 54% de los adultos y el 45% de los niños tienen sobrepeso u obesidad. Un dato preocupante por el daño que puede causar a la salud. Tanto es así que la propia OMS aconseja no sobrepasar el 90% de las calorías procedentes de estos azúcares, es decir 25g diarios para un adulto. Además recomienda a los países que pongan un impuesto adicional a los refrescos azucarados.

Cuando se consume azúcar, estos carbohidratos se digieren rápidamente y aumenta mucho el nivel de azúcar (glucosa) en la sangre. Ante esta avalancha el páncreas segrega abundante insulina para rebajar y normalizar el nivel de glucosa. Lo que hace la insulina es fijarse en los receptores que hay en las membranas de las células y abrir las puertas para que entre la glucosa dentro de las células, ya que es el combustible necesario para producir energía. También convierte la glucosa en glucógeno en el hígado y en los músculos, como almacén de reserva para casos de déficit de glucosa. Pero cuando las células están saturadas de glucosa y llenos los almacenes de de glucógeno en el hígado y en los músculos, la insulina convierte la glucosa en grasa, que se almacena en el tejido adiposo (graso) y se aumenta de peso. Por otra parte, como ante la subida brusca del nivel de glucosa (hiperglucemia) el páncreas segrega una cantidad de insulina desproporcionada, no sólo baja la glucosa a su nivel normal, sino que lo hace descender mucho más, y se produce lo que se llama una *"hipoglucemia reaccional"*, que puede ser peligrosa, especialmente para el cerebro, lo que te incita a comer más, y con ello seguidamente vuelve a producir hiperglucemia. Se establece un círculo vicioso.

En las personas de peso normal y que no abusan de estos azúcares, se produce un incremento lento y moderado de la glucosa en la sangre y una descarga proporcional de insulina. Después de comer el tejido adiposo segrega una hormona, la *leptina*, que es la de la saciedad. Avisa al cerebro que el cuerpo está saciado, que deje de comer. Ha perdido las ganas de comer más. En los obesos está inhibida la secreción de leptina y parece ser que por el exceso de la glucosa y de insulina. De este modo no se sacian nunca, y después de una gran comilona siguen comiendo sin llegar a saciarse nunca.

Los obesos tienen un mayor factor de riesgo de sufrir diabetes, enfermedades cardiovasculares o neurodegenerativas e incluso cáncer.

TRASTORNOS CARDIOVASCULARES

Nos referimos a las alteraciones que pueden sufrir el corazón y los vasos sanguíneos (arterias y venas). Cuando en el interior de los vasos sanguíneos se forman abultamientos o depósitos que se llaman *ateromas*, estas pueden crecer y obstruir el flujo de sangre. Si esto ocurre en las arterias coronarias, que son las que riegan el corazón, se interrumpe la llegada de oxígeno y se produce un *infarto de miocardio*. Si esto ocurre en una arteria cerebral se produce un *ictus cerebral*.

Las placas de ateroma están constituidas por diversas sustancias (colesterol, grasa, lipoproteínas, aglomerado de plaquetas...). Si el ateroma se desprende (coágulo) puede emigrar a otra parte del sistema circulatorio (embolia).

¿Cómo actúa el azúcar?. El consumo excesivo de azúcares incrementan los triglicéridos (grasas) de la sangre. Pero además se une a la lipoproteína de baja densidad (LDL) o colesterol malo y lo inactiva, porque la glucosa unida a la lipoproteína facilita la oxidación de esta por radicales libres. El LDL es esencial para transportar

15

colesterol a las células cerebrales, pero cuando está oxidado pierde esta función y se deposita en las placas de ateroma. Parece ser que no es el LDL (el colesterol maol) sino el LDL oxidado, y una gran culpa de que se oxide es la glucosa. Por otra parte, el exceso de glucosa se une también a otras proteínas como las que están en la parte basal de la pared de las arterias y las hacen más rígidas, menos flexibles, lo que constituye a que se origine *arterioesclerosis*. También aumenta la tensión arterial y la formación de varices.

TRASTORNOS NEUROLÓGICOS

La gran mayoría de los carbohidratos que tomamos con los alimentos, después de su digestión, llegan a la sangre en forma de *glucosa* (un azúcar simple) y su nivel determina la *glucemia*. La glucosa es imprescindible como combustible para las células nerviosas (neuronas). Si hay un déficit de glucosa las neuronas no obtienen suficiente energía y se debilitan e incluso mueren. Pero cuando hay un exceso de glucosa (hiperglucemia), esta se convierte en una sustancia **neurotóxica**, es decir destructora de neuronas. Por tanto debemos consumir carbohidratos de absorción lenta (índice glucémico bajo) para que suministren glucosa, pero no de absorción rápida como el azúcar, los dulces, los refrescos y las harinas refinadas, que producen picos altos de glucosa en la sangre.

Cuando llega demasiada glucosa a la sangre, una parte la metabolizan las células de forma anaerobia (sin oxígeno) y produce ácido láctico que además de acidificar la sangre causa ansiedad y ataques de pánico.

Un exceso de glucosa en la sangre activa la secreción de la hormona *cortisol* que nos mantiene en vigilia. Si esto ocurre en la cena producirá insomnio. El cortisol también inhibe la secreción de la hormona del crecimiento que se encarga del desarrollo y crecimiento de los tejidos. Si esto le ocurre a los niños, se puede producir un retraso en el desarrollo de su estatura. Por eso se dice que los niños crecen mientras duermen.

Se ha observado que una de las principales causas subyacentes de las enfermedades mentales, como el Alzheimer, Parkinson, esquizofrenia, hiperactividad, pérdida de la memoria, falta de concentración, coeficiente intelectual bajo y agresividad, se deben a problemas con el azúcar, es decir, frecuentes fluctuaciones de glucosa en la sangre (hiperglucemias/hipoglucemias). Esto no quiere decir que, si se deja de tomar azúcar y dulces, no se van a contraer estas enfermedades pero si es un factor de riesgo que hay que tener presente.

GLICACIÓN

Es una reacción simple que ocurre cuando se ponen en contacto la glucosa y una proteína. Se dice que la proteína está glicosilada. Un ejemplo, es la corteza tostada del pan: algunos azúcares producidos en la degradación del almidón durante la fermentación reaccionan con las proteínas de la harina al pasar por el horno y producen este color.

La glucosa de la sangre reacciona con la hemoglobina de los hematíes (glóbulos rojos) y forma *hemoglobina glicosilada*. Cuanto más alto sea el nivel de glucosa, más hemoglobina glicosilada se formará. Por eso se emplea para determinar el nivel medio de glucosa en los dos meses anteriores al análisis.

Pero no sólo la glucosa reacciona con la hemoglobina, sino con otras proteínas. Cuando esto ocurre la proteína pierde su actividad funcional, se inactiva.

Estas proteínas se van depositando en la membrana basal de las células, a las que vuelve más rígidas e impermeables a la entrada de nutrientes. Si es en las arterias, pierden flexibilidad y se van estrechando. La glicación también puede alcanzar a las proteínas colágeno y elastina de la piel, lo que acelera su envejecimiento.

ALTERACIONES DIGESTIVAS

Varios estudios científicos han demostrado que el consumo excesivo de azúcar, dulces y harinas refinadas producen inflamación y acidificación y son un factor de riesgo importante de diversas enfermedades y trastornos del aparato digestivo:
- Enfermedad de Crohn.
- Colitis ulcerosa.
- Colon irritable y flatulencia.
- Permeabilidad intestinal, dejando pasar moléculas mal digeridas, causando alergia y dermatitis atópica.
- Reflujo esofágico.
- Ulcera gástrica
- Cálculos biliares
- Alteración de la flora intestinal, favoreciendo el crecimiento de hongos y bacterias patógenas.
- Propensión a infecciones.

Candidiasis. El azúcar favorece el crecimiento del hongo *Cándida albicans* que se encuentra en las mucosas con nuestra flora intestinal en detrimento de estas. La candidiasis puede aparecer en la boca o en cualquier mucosa, y en las mujeres en la vulva vaginal.

Fructosa. Es un carbohidrato simple (monosacárido) con un poder endulzante mayor que el del azúcar (sacarosa), que no eleva el nivel de glucosa momentáneamente, ya que después de metabolizarse en el hígado se convierte en glucosa. Se encuentra en el jarabe de maíz, el azúcar blanco (la mitad de la molécula es fructosa), en la miel y en las frutas. El que utiliza la industria es la molécula pura o el jarabe de maíz que son los que producen efectos secundarios nocivos. Las frutas contienen la fructosa en menor cantidad y va acompañada de fibra, que retrasa su absorción, y de vitaminas y minerales que ayudan a su metabolismo.

La fructosa refinada puede producir *hígado graso no alcohólico*, que si no se trata puede tener consecuencias graves, y el síndrome metabólico. También aumento de los triglicéridos y el ácido úrico (gota) de la sangre, y reduce el número de receptores de insulina en las membranas de las células, lo que es negativo para todos y especialmente para los diabéticos. No es un edulcorante recomendado.

DESMINERALIZACIÓN

La sangre tiene un margen muy corte de pH, está entre 7,35 y 7,45 (ligeramente alcalino). Por eso nuestro organismo dispone de recursos para no se salga de estos límites, ya que tendría consecuencias graves. El azúcar no es un ácido, pero es un fuerte acidificante porque cuando se metaboliza forma ácidos, entre ellos el ácido láctico. Cuando se toma exceso de azúcar se agotan los recursos normales para neutralizar tanta acidez. Entonces el organismo tiene que acudir a los huesos que es donde hay más calcio y magnesio para neutralizar la acidez. La consecuencia es que los huesos pierden calcio y magnesio y se produce lo que se llama *osteoporosis*. Además, como se elimina más calcio por la orina, se pueden producir cálculos de sales cálcicos.

DELINCUENCIA Y AGRESIVIDAD

Hay varios estudios científicos que relacionan el exceso de azúcar con la delincuencia y la agresividad. Por ejemplo, el de la Universidad estatal de California realizado con 3.000 delincuentes que eran grandes consumidores de azúcar, refrescos azucarados y harinas refinadas. Todos presentaban hipoglucemia reaccional, que seguía después de una brusca hiperglucemia. Se les sometió a una dieta reducida de estos productos. Se redujo un 21% en el comportamiento antisocial, un 25% en el número de asaltos y un 100% de suicidios.

Cuando se toman abundantes productos azucarados y harina refinadas, se produce una elevación brusca de la glucosa en la sangre (hiperglucemia) a lo que el páncreas responde con una gran secreción de insulina para intentar bajarla a niveles normales, pero como su acción continúa, se produce un descenso del nivel normal, lo que se llama *hipoglucemia reaccional*.

Durante la fase de la hiperglucemia se produce una activación de los neurotransmisores serotonina y dopamina y te sientes bien, contento, motivado, activo. Pero al cabo de 2-3 horas entras en un síndrome de abstinencia: Fatiga, irritabilidad, mal humor, vértigos, insomnio, sudoración excesiva, sed excesiva, trastornos digestivos y visión borrosa. En esta fase no es extraño que se cometan delitos y que algunos se suiciden. Para salir de este estado intentan volver a comer especialmente dulces, lo que les lleva a cerrar el círculo vicioso. Probablemente el aumento de la delincuencia se deba a esta circunstancia.

En los niños que abusan de golosinas, chucherías y refrescos azucarados, si no hacen suficiente ejercicio (esta baja el nivel de glucosa), se pueden encontrar en la misma situación. Por eso es tan frecuente el acoso escolar en los colegios, también conocido como "bullying".

INFECCIONES

El exceso de azúcar y productos azucarados eleva el nivel de glucosa e insulina en la sangre y favorece las condiciones para que prosperen las infecciones. Es bien conocido que después de unos días de Fiesta, se llenen las consultas de los médicos.

El exceso de azúcar altera la flora intestinal normal y se implantan gérmenes patógenos. Además los *niveles altos de glucosa* en la sangre inhiben la actividad de los *linfocitos-T*. Estos linfocitos se encargan de atacar a toda clase de bacterias, hongos, virus y cualquier antígeno que penetre en nuestro organismo. El exceso de glucosa debilita el sistema de defensa inmunitario.

Cuando hay niveles altos de glucosa, las heridas y las úlceras se infectan con facilidad y retrasan mucho su curación. Esto es lo que ocurre a los diabéticos.

SÍNDROME METABÓLICO

El síndrome metabólico, también llamado síndrome X, es un conjunto de factores que afectan al metabolismo y

que puede tener graves consecuencias. Algunos de estos factores son:
- Resistencia a la insulina
- Obesidad y sobrepeso
- Hipertensión arterial
- Acido úrico elevado
- Triglicéridos en sangre altos
- Aumento de la grasa abdominal
- Predisposición genética
- Falta de ejercicio

El síndrome metabólico es silencioso, no duele y sólo nos percatamos cuando desemboca en una enfermedad. No obstante, hay unos síntomas que lo delatan:
- Tensión arterial: mayor de 130/85mmHg
- Triglicéridos en sangre: más de 160mg/dl
- Colesterol HDL (bueno): menos de 40mg/dl
- Colesterol LDL (malo): más de 130mg/dl
- Obesidad abdominal: Varones, más de 90cm. y mujeres, más de 80cm. de cintura.
- Índice de masa corporal (IMC): más de 30Kg/m²

La toma abusiva de azúcar, dulces u otros hidratos de carbono de absorción rápida (ver índice glucémico), es decir, pan blanco, harinas refinadas, arroz blanco, patatas, etc., aumenta el nivel de glucosa en la sangre, lo que estimula la secreción de insulina por las células beta del páncreas. Si este gran aumento de insulina ocurre en frecuencia, las membranas de las células reducen los receptores de insulina que son las puertas de entrada de la glucosa y se producen lo que se llama "resistencia a la insulina". Hay bastante insulina en la sangre, pero sólo una parte hace su papel principal que es facilitar la entrada de glucosa en las células. El resto se utiliza para transformar la glucosa en grasa que se va acumulando en el tejido graso, principalmente en el abdomen y también en la sangre como triglicéridos.

Otro efecto del exceso de glucosa es que esta se une a las lipoproteínas LDL (malas) y forma lipoproteínas glicosiladas (ver glicación) y las inactiva evitando su función normal de transportadoras de colesterol a las células. Cuando las células no reciben suficiente colesterol envían una señal al hígado para que fabrique más. El resultado es un incremento del colesterol LDL (malo) y del colesterol total.

Por otra parte, las lipoproteínas LDL glicosiladas se han hecho más sensibles a la oxidación y estas LDL glicosiladas y oxidadas forman radicales libres y además se depositan en la pared interna de las arterias contribuyendo a la formación de placas de ateroma que estrechan u obstruyen las arterias, lo que puede originar trastornos cardiovasculares (infartos, ictus, trombosis).

La aparición de picos altos y frecuentes de glucosa en la sangre debido a la ingesta excesiva de azúcar u otros hidratos de carbono de índice glucémico alto, provoca el síndrome metabólico y con ello un riesgo importante de padecer Diabetes tipo 2, enfermedades cardiovasculares, quistes ováricos y pérdida de la capacidad de los nervios para transmitir señales a los músculos (síntomas de adormecimiento, hormigueo, insensibilidad al dolor y a la temperatura y falta de coordinación).

RELACIÓN CON EL CÁNCER

No se puede decir que el azúcar sea una sustancia cancerígena, pero cuando por cualquier circunstancia (radiaciones, tabaquismo, tóxicos…) se crean células cancerosas, el exceso de glucosa es un factor de riesgo importante que favorece el crecimiento del tumor.

El nivel elevado de glucosa en la sangre (hiperglucemia) actúa por varias vías favoreciendo las condiciones para que crezcan las células cancerosas.

El objetivo de este libro es conocer cómo actúa la glucosa cuando aparecen células cancersosas.

PARTE II

HIDRATOS DE CARBONO (CARBOHIDRATOS)

HIDRATOS DE CARBONO

Los hidratos de carbono o carbohidratos son uno de los tres *principios inmediatos*, los otros dos son las proteínas y las grasas. Están compuestos de carbono, hidrógeno y oxígeno, como la proporción de hidrógeno y oxígeno es la misma que el agua (2/1), se les llamó hidratos de carbono, aunque químicamente no tienen nada que ver con el agua. También reciben el nombre de *glúcidos* o *sacáridos*.

CLASIFICACIÓN

Los más simples desde el punto de vista nutricional son los **monosacáridos**.

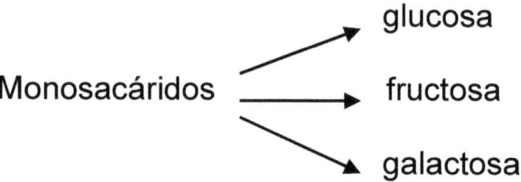

La glucosa se encuentra principalmente en las uvas, miel, frutas, en la sangre de los animales y formando parte de otras moléculas de hidratos de carbono complejos (almidón). La fructosa en las frutas y la galactosa en la leche (no están libres).

Disacáridos. Su molécula está formada por dos unidades de monosacáridos.

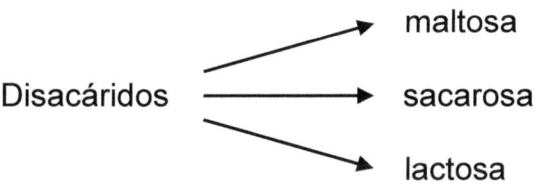

Disacáridos → maltosa
Disacáridos → sacarosa
Disacáridos → lactosa

La molécula de maltosa está formada por dos unidades de glucosa. No se encuentra libre, sino formando parte de hidratos de carbono complejos.

La molécula de sacarosa está constituida por una molécula de glucosa y otra de fructosa. Es le azúcar ordinario que tomamos, y procede de la caña de azúcar y de la remolacha azucarera, aunque también se encuentra en pequeña cantidad en algunas frutas. La molécula de lactosa está compuesta de una molécula de glucosa y otra de galactosa. Se encuentra en la leche de los mamíferos.

Polisacáridos. Su molécula está formada por muchas unidades de monosacáridos principalmente por glucosa. Por esto se les llama también hidratos de carbono complejos o compuestos.

Glucógeno. Es un polisacárido que está formado por cientos de unidades de glucosa. Se encuentra en los músculos y en el hígado como reserva de glucosa.

Almidón o fécula. Su molécula está formada por una gran cadena ramificada compuesta por 1.000-2.000 unidades de glucosa. Se encuentra en los cereales, tubérculos (patatas), leguminosas y frutos secos.

Inulina. Está compuesta de aproximadamente 20 unidades de fructosa. Se encuentra en las raíces de la dalia, la achicoria y el tupinambo (especie de girasol).

Polisacáridos mixtos. Su cadena molecular está formada por monosacáridos y otros componentes que no son hidratos de carbono. Se encuentra en las gomas, los mucílagos (pectina) y en las fibras. Estos no son digeridos por nuestro aparato digestivo.

Celulosa. Es un polisacárido puro como el almidón, pero su cadena molecular es lineal. Está formada por miles de unidades de glucosa. Sin embargo, muestras enzimas digestivas no son capaces de romper los enlaces y por consiguiente no la absorbemos. Se encuentra en la madera y en otras partes leñosas de los vegetales. Los animales herbívoros sí aprovechan la celulosa.

PODER EDULCORANTE

No todos los hidratos de carbono tienen sabor dulce, y los que lo tienen, no es de la misma intensidad.. Los monosacáridos y disacáridos tienen sabor dulce. Los polisacáridos (almidón) no producen dulzor. Para medir el dulzor se toma como referencia la sacarosa (azúcar ordinaria) al que se le da el valor del 100%. Este es el valor relativo de cada uno de ellos:

Azúcares	Poder edulcorante
Fructosa	173,8
Sacarosa	100,0
Glucosa	74,3
Maltosa	32,5
Galactosa	32,1
Lactosa	16,0

DIGESTIÓN DE LOS HIDRATOS DE CARBONO

No todos los hidratos de carbono se digieren del mismo modo, sólo los monosacáridos, glucosa, fructosa y galactosa, son absorbidos directamente en el intestino, sin sufrir ninguna modificación. Los hidratos de carbono (polisacáridos) como el almidón requieren un proceso previo de fragmentación de su larga cadena larga hasta llegar a unas unidades simples de monosacáridos, principalmente glucosa. Por ejemplo, cuando tomamos una comida que contiene almidón (pan, patatas, pastas italianas, arroz, etc.), empieza su digestión en la boca. Una enzima, la *amilasa salival*, rompe algunos enlaces de la gran cadena de la molécula de almidón y la fragmenta en trozos más pequeños. La acción de esta amilasa en la boca es muy limitada porque el alimento se mantiene poco tiempo. El bolo alimentario pasa después al estómago donde sigue actuando la amilasa hasta que la gran acidez del jugo gástrico (pH2) la inactiva. Donde se completa totalmente la descomposición de los polisacáridos y en concreto del almidón es en el intestino delgado (duodeno). Cuando llega el bolo alimenticio al duodeno procedente del estómago, el páncreas segrega otra amilasa que termina de romper el resto de los enlaces del almidón previamente fragmentado para obtener sólo unidades de glucosa. Así es como puede absorberse (atravesar la barrera intestinal) y pasar a la sangre. Si no ocurre este proceso de hidrólisis, el almidón y los fragmentos de almidón no se absorberían y se eliminarían por las heces.

En cuanto a los disacáridos, la digestión es más fácil porque sólo tienen que romper un enlace. El intestino segrega una enzima la *lactasa* que descompone la lactosa en glucosa y galactosa, y la sacarasa que descompone la sacarosa en glucosa y fructosa. Cuando en la digestión no se descomponen los polisacáridos en monosacáridos, se producen trastornos intestinales. Este es el caso de los que padecen *intolerancia a la lactosa*, porque carecen de la enzima lactasa. (ver figura 1).

ÍNDICE GLUCÉMICO

Como hemos visto antes, la mayoría de los hidratos de carbono, después de su digestión, pasan a la sangre convertidos en glucosa. El nivel o concentración de glucosa en la sangre recibe el nombre de *glucemia*. Si el nivel es alto se considera *hiperglucemia*, sí es bajo, *hipoglucemia*. El valor normal está en torno a 100mg/dl (*normoglucemia*). Pero no todos los hidratos de carbono se absorben con la misma rapidez para llevar glucosa a la sangre. Los monosacáridos, como la fructosa, la glucosa y la galactosa lo hacen muy rápidamente, los disacáridos como la sacarosa (azúcar común) y la lactosa lo hacen algo más lento y los polisacáridos (almidón) son los más lentos. El mantener la glucemia sin grandes fluctuaciones es importante para nuestra salud. Un nivel alto de la glucemia frecuente y prolongada es un factor de riesgo de padecer enfermedades y trastornos como los descritos en la parte I. Por eso conviene saber cómo afectan a la glucemia los alimentos que comemos. Así se creó hace 30 años el llamado **Índice Glucémico** que mide la velocidad con que llega a la sangre la glucosa comparado con la de esta.

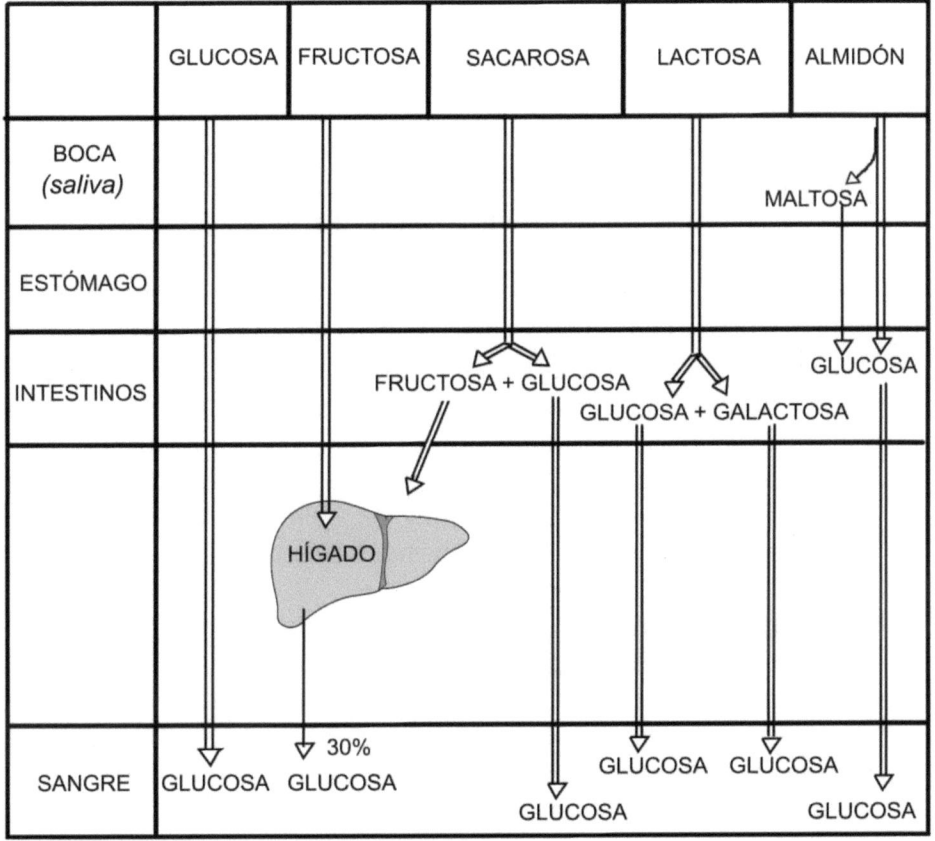

Figura 1. Digestión de los hidratos de carbono

El Índice Glucémico (IG) se obtiene midiendo la concentración de la glucosa en la sangre, después de tomar una ración del alimento que contenga 50g de hidratos de carbono en ayunas y comparándola con la toma de 50g de glucosa en las mismas condiciones, a la que se le asigna el valor de 100.

En el Cuadro 1 se da una lista del Índice Glucémico de los principales alimentos. El IG se considera alto cuando su valor está entre 70 y 100, medio entre 56 y 69 y bajo 55 ó menos. Se recomienda tomar principalmente alimentos de IG bajo, moderadamente los medios y prescindir o tomar pequeña cantidad de los altos.

Nos podemos encontrar listas de IG en las que para un mismo alimento, den valores algo diferentes. Esto es debido a la variedad del alimento, su procedencia, modo de cultivo, etc., que hace que también varíe su composición. En algún caso esta diferencia es grande como ocurre en el caso de la miel de abeja que puede variar de 60 a 80 dependiendo de la clase de flor de donde proceda. Incluso las mieles de acacia y manuka tienen un IG más bajo, 32. A pesar de ello, estas no son recomendables para los diabéticos porque son ricas en fructosa que les es perjudicial.

En el listado del Cuadro 1 no aparecen las carnes, embutidos, pescados, mariscos, huevos y grasas, porque prácticamente no contienen hidratos de carbono.

La leche tiene un Índice Glucémico bajo, 34, por lo que ejerce un efecto insignificante sobre la glucemia, pero, como provoca una secreción fuerte de insulina (hiperinsulinismo), ello traería en consecuencia un aumento de la "resistencia a la insulina" y de la inflamación, que son perjudiciales para la salud.

El Índice Glucémico de un alimento puede variar, si se toma junto a otros alimentos. La fibra, la carne y la grasa retrasan su absorción y por tanto bajan su IG. En cambio, los estimulantes como el café, el té, los refrescos de cola, aceleran su absorción y elevan el IG.

Cuadro 1

ÍNDICE GLUCÉMICO DE LOS ALIMENTOS

Alimento	IG	Alimento	IG
Maltosa	110	Panela	65
Glucosa	100	Uvas pasas	65
Maltodextrina	95	Mermeladas con azúcar	65
Baguette	95	Calabaza	65
Patatas al horno	90	Remolacha	64
Palomitas de maíz	85	Plátano o banana	64
Arroz con leche	85	Helados en general	62
Lehe de arroz	85	Pasta italiana	62
Corn Flakes	84	Arroz blanco cocido	62
Puré de patatas	80	Papaya	60
Miel de abeja	60-80	Maíz dulce	60
Patatas fritas	80	Arroz integral	55
Copos de maíz	80	Sirope de arce	55
Pan tostado	73	Maíz	55
Galletas azucaradas	72	Mango	55
Sandía	72	Trigo sarraceno	54
Zanahoria cocida	71	Magdalenas de manzana	54
Pan blanco	70	Pastas de té	53
Patatas cocidas	70	Arándanos	53
Tortitas de maiz	70	Kiwi	52
Chocolate azucarado	70	Guisantes verdes	51
Melón	68	Brócoli hervido	50
Piña tropical	68	Pan de salvado	50
Sémola de trigo	67	Macarrones cocidos	49
Croissant	67	Pan integral auténtico	48
Cus-cus	67	Uvas	45
Azúcar blanco (sacarosa)	66	Naranjas	44
Azúcar moreno	66	Pan de centeno	42
Pasteles en general	66	Melocotón	42

Alimento	IG	Alimento	IG
Judías secas (alubias)	42	Lentejas hervidas	30
Manzana	40	Judías verdes	29
Copos de avena	40	Pomelo	26
Fresas	40	Ciruelas	25
Cacahuetes	40	Cerezas	25
Leche de coco	40	Fructosa	23
Ciruelas pasas	39	Sirope de agave	20
Tomate crudo	38	Soja	15
Garbanzos	36	Verduras en general	15
Yogur	36	Zanahorias crudas	15
Azucar de coco	35	Cacahuetes crudos	13
Leche entera	34	Xilitol	7
Centeno entero	34	Sirope de yacón	1
Peras	33	Estevia	0
Albaricoques	31		

CARGA GLUCÉMICA

El Índice Glucémico, aunque es valioso para tenerlo en cuenta, no considera la cantidad de hidratos de carbono que comemos con una ración, porque está obtenido con una cantidad fija (50g.). Por eso, se ha creado recientemente otro índice llamado **Carga Glucémica** que tiene en cuenta el contenido de hidratos de carbono de una ración que se considera normal. La Carga Glucémica de un alimento se obtiene dividiendo el Índice Glucémico entre 100 y multiplicando por los gramos de hidratos de carbono que contiene la ración. Por ejemplo, si el pan blanco tiene una 40% de hidratos de carbono, un Índice Glucémico de 70, y tomamos un trozo de 30 gramos, su Carga Glucémica será:

$$CG = \frac{70}{100} \times 12 = 8,4$$

Hay listados de las cargas glucémicas de los alimentos obtenidas para la toma de una ración que se considera normal. Pero como pude haber una gran variación en la cantidad que tomamos, nosotros no incluimos estas listas y aconsejamos que cada uno lo calcule.

Se considera una Carga Glucémica alta, cuando es mayor de 20, media 11-19 y baja 10 ó inferior a 10. Lo recomendado es tomar alimentos que tengan una CG inferior a 10 para que no se produzcan alteraciones de la glucemia. La Carga Glucémica da una información más precisa de cómo un alimento puede afectar al nivel de glucemia.

A veces ocurre que un alimento que tiene un IG alto, le corresponde un CG bajo. Por ejemplo, la sandía que tiene un IG de 72, resulta una CG de 4,32 si tomamos una raja que pese 150g, porque sólo tiene un 4% de hidratos de carbono, el resto es principalmente agua y fibra.

Por lo tanto, si reducimos el peso de la ración obtendremos una valor de CG más bajo y si lo aumentamos incrementaremos el CG.

También, cuando un alimento se toma conjuntamente con otros se puede alterar su IG y por consiguiente el CG.

La fibra, las proteínas y las grasas lo reducen y los estimulantes (café, té, colas) lo aumentan.

DESTINO DE LA GLUCOSA

Como hemos visto, todos los hidratos de carbono digeridos terminan en la sangre en forma de glucosa, a excepción de la fructosa que sólo una parte (30%) se convierte en glucosa.

Las plantas son los fabricantes de hidratos de carbono. Los producen a partir del dióxido de carbono que hay en la atmósfera, captando energía solar mediante la función clorofílica. Después nos ofrecen esa energía solar condensada en los hidratos de carbono que son el combustible para nuestras células. Pero hacen algo más, al mismo tiempo que captan dióxido de carbono, emiten oxígeno que respiramos y sirve para quemar la glucosa y producir energía. Esta función de las plantas permite retirar mucho dióxido de carbono producido en todos los procesos que hay combustión, incluido el que respiramos nosotros y los animales. Como es sabido, un exceso de dióxido de carbono en la atmósfera es la causa del efecto invernadero (calentamiento global de la Tierra).

Una vez la glucosa está en la sangre sigue las siguientes rutas (ver Figura 2).

• **Producción de energía**. La glucosa pasa al interior de todas las células mediante la hormona, insulina, que segrega el páncreas. Es el principal y preferido combustible utilizado por las células para producir energía.

El corazón bombea a la sangre a través de una red de 100.000 Km. del sistema vascular (arterias, venas y capilares), para hacer llegar la glucosa, oxígeno y otros nutrientes a los aproximadamente 100 billones de células que componen nuestro cuerpo.

- **Síntesis de glucógeno**. Una pequeña parte de la glucosa se almacena en el hígado y en los músculos en forma de *glucógeno*. Este es un polisacárido constituido por muchas unidades de glucosa. Cuando baja el nivel de glucosa en sangre, el hígado descompone el glucógeno en glucosa y la envía a la sangre para que lo utilicen las células, aunque esta aportación es limitada (unos 110g). El glucógeno de los músculos (unos 300g) no sale de este tejido, y, por tanto, no proporciona glucosa a la sangre. Lo emplea para obtener su propia energía.

- **Formación de grasas**. Si los depósitos de glucógeno se llenan y todavía existe glucosa sobrante, el hígado convierte la glucosa en grasa (triglicéridos) que se almacena en el tejido adiposo (graso). La capacidad de almacenamiento de grasa es prácticamente ilimitada. Cuando hay escasez de glucosa, por ejemplo en el ayuno o en el ejercicio intenso, la grasa es utilizada como combustible para producir energía. En ciertas circunstancias puede realizarse el proceso inverso: la glicerina (glicerol) que contienen las grasas es utilizada por el hígado para producir glucosa (gluconeogénesis).

- **Síntesis de aminoácidos**. El hígado también transforma la glucosa en aminoácidos que posteriormente se unen para formar moléculas de proteínas, aunque esto se da en circunstancias muy limitadas. También aquí se puede producir el proceso inverso: el hígado puede convertir algunos aminoácidos en glucosa.

- **Excreción en la orina**. Cuando el nivel de glucosa en sangre es muy alto, se puede eliminar una parte de esta por la orina. Esto puede ocurrir cuando se toma una sobrecarga de hidratos de carbono de índice glucémico alto y en el caso de enfermos diabéticos mal controlados.

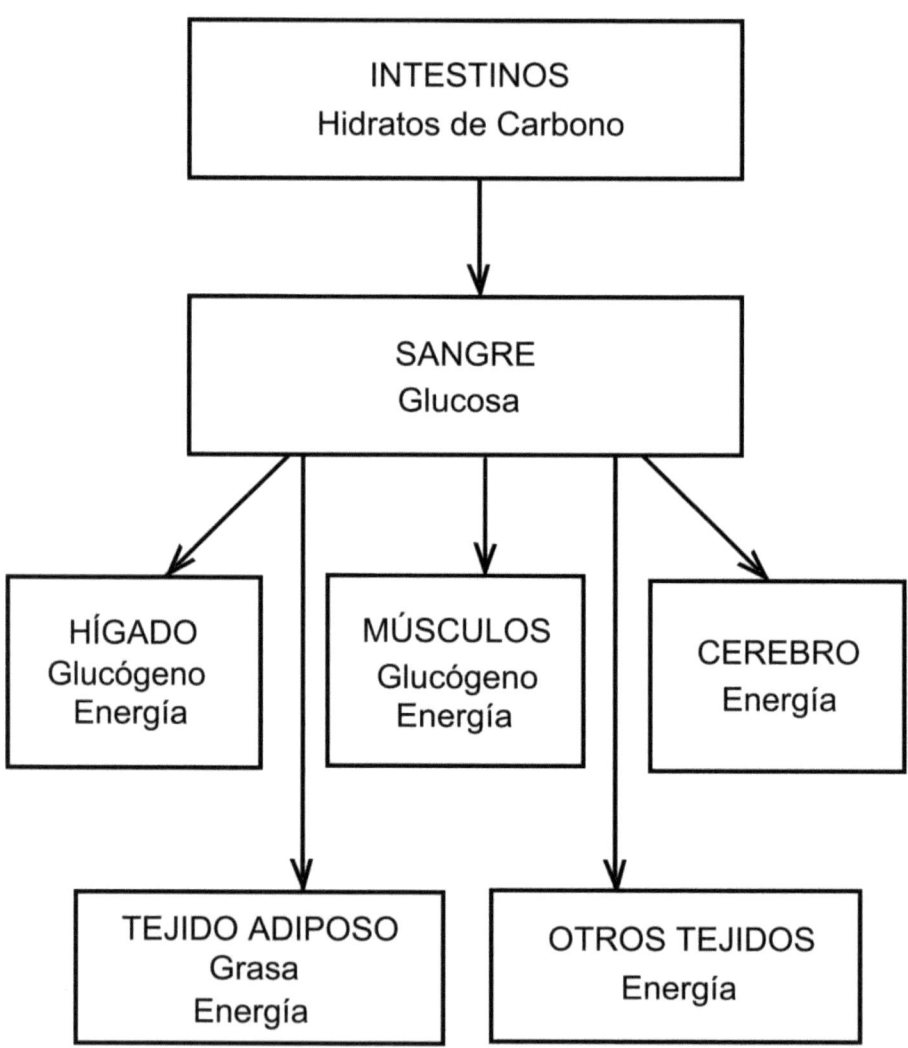

Figura 2. Destino de la glucosa

¿CÓMO ACTÚA LA GLUCOSA?

Una vez que la glucosa es absorbida y llega a la sangre, es imprescindible para el funcionamiento energético de las células, pero si llega en exceso, se comporta como un tóxico.

La glucosa que se encuentra en la sangre no puede pasar por si misma al interior de las células, a excepción de las neuronas, si no va acompañada de insulina, hormona que segregan las células beta del páncreas. En su interior sufre un proceso complejo mediante el cual, la glucosa actúa como combustible y es quemada por el oxígeno procedente del aire que respiramos, para producir energía (una parte en forma de calor) imprescindible para poder vivir. El resultado final es:

glucosa + oxígeno → dióxido de carbono + energía + agua

La hemoglobina que está en los glóbulos rojos (hematíes) es la encargada de captar el oxígeno en los pulmones y transportarlo a todas las células del cuerpo.

Cada gramo de glucosa produce en su combustión 4 kilocalorías, lo mismo que las proteínas. En cambio, las grasas son más calóricas, 9 kilocalorías cada gramo.

Los niveles que alcanza la glucosa en la sangre reciben el nombre de *glucemia*. Los valores normales están comprendidos entre 70 y 110 mg/dl (*normoglucemia*) Si están por debajo de este valor, se tiene *hipoglucemia* y si están por encima, *hiperglucemia*. Cuando hay grandes fluctuaciones de la glucemia, se denomina *disglucemia*.

Se recomienda que de la energía que nos proporcionan los alimentos, aproximadamente el 50% de las calorías procedan de los hidratos de carbono, el 20% de las proteínas y el 30% de aceites y grasas.

Proceso normal

Cuando no se consumen azúcares sino hidratos de carbono (carbohidratos) de índice glucémico bajo (inferior a 50), su absorción intestinal es más lenta y la glucosa absorbida va llegando paulatinamente a la sangre elevando ligeramente su nivel normal. Este aumento de nivel de glucosa es detectado por las células beta del páncreas, segregando la hormona *insulina*.

La glucosa no puede entrar en las células si no va acompañada de insulina, a excepción de las células cerebrales. La insulina actúa como si dispusiera de las llaves de las puertas de entrada de cada célula. Si hay insulina, estas puertas se abren y, si no hay, estas puertas están cerradas y la glucosa permanece en la sangre.

Una vez la glucosa ha atravesado la membrana celular, es utilizada como combustible mediante un proceso metabólico complejo. Esta energía es esencial para el buen funcionamiento de todas las células.

Pero la insulina hace más cosas. Una parte de la glucosa es transportada al hígado y a los músculos para formar *glucógeno*, que es el depósito de reserva de glucosa, aunque limitado (110g en el hígado y 300g en los músculos). En caso de necesidad, el hígado, pero no los músculos, libera la glucosa del glucógeno y la envía a la sangre para que las células puedan disponer de ella. Cuando las células están saturadas de glucosa y llenos los depósitos de glucógeno, la insulina convierte la glucosa en grasa que se acumula en el tejido adiposo (graso) y sirve de reserva energética en los casos que haya deficiencia de glucosa. Por ejemplo, cuando se hace ayuno o un ejercicio intenso.

Cuando el nivel de glucosa en sangre vuelve a su valor normal, el páncreas deja de segregar insulina.

Cuando por cualquier circunstancia baja el nivel de glucosa en la sangre (hipoglucemia), las células alfa del páncreas lo detectan y producen la secreción de otra hormona, el *glucagón*. Esta hormona hace que el hígado libere glucosa del glucógeno almacenada (no actúa sobre el glucógeno de los músculos) que envía a la sangre para restituir el nivel normal de glucemia. Si esto no fuera suficiente, ya que la cantidad de glucógeno del hígado es limitada, el hígado puede convertir las grasas e incluso algunos aminoácidos en glucosa. Esto es lo que ocurre cuando se está tiempo sin comer (sueño nocturno), se hace exceso de ejercicio o se ayuna.

Para nuestro organismo es muy importante mantener la glucosa en su nivel normal. Y por ello dispone de este recurso: la acción contrapuesta de estas dos hormonas.

El cerebro, que es el gran consumidor de glucosa (aproximadamente el 40% de los hidratos de carbono que ingerimos), necesita disponer en todo momento de glucosa para realizar sus funciones vitales. Una hipoglucemia profunda y persistente puede conducir a un estado de coma con riesgo de muerte, como puede ocurrir en los enfermos diabéticos.

Proceso anormal

Cuando comemos un exceso de hidratos de carbono (carbohidratos) de alto índice glucémico, como azúcar, dulces, refrescos azucarados o alimentos refinados, se absorben muy rápidamente y llega a la sangre una cantidad brusca de glucosa, aumentando su nivel (hiperglucemia). Las células beta del páncreas detectan esta subida rápida de glucosa y segregan abundante insulina con el fin de aprovechar la glucosa y normalizar su nivel en sangre (normoglucemia). Una parte de la glucosa va a las células para producir energía, otra al hígado y a los músculos para almacenarla en forma de glucógeno y la restante se transforma en grasa. Pero si las células n necesitan más energía y está saturada la capacidad de almacenamiento de glucógeno, el único camino es la conversión en grasa (salvo algo que se puede eliminar en la orina). Además, como todavía existe insulina en la sangre, debido a la respuesta desproporcionada del páncreas ante la avalancha de glucosa, aquella sigue actuando convirtiendo más glucosa en grasa, y produciendo una hipoglucemia reaccional. En estas condiciones las células alfa del páncreas no segregan glucagón, porque todavía hay insulina, con lo que se mantiene el estado de hipoglucemia durante un cierto tiempo, a no ser que se vuelvan a comer más hidratos de carbono. Pero entonces se establece un círculo vicioso.

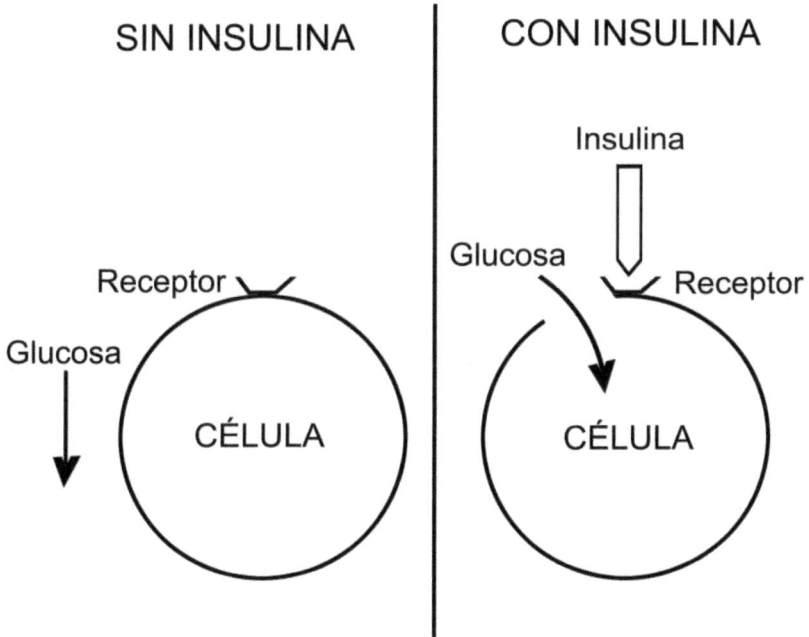

Figura 3. Acción de la insulina sobre la glucosa

Efectos inmediatos de la hiperglucemia

La glucosa es esencial para todas las células, pero especialmente las cerebrales y las del sistema nervioso (neuronas), sin embargo, cuando está en exceso (hiperglucemia) se convierte en un neurotóxico que daña las neuronas. Las consecuencias inmediatas de la toma abundante de azúcar o hidratos de carbono de índice glucémico alto (mayor de 55), es que elevan bruscamente la glucemia y activan la síntesis de dopamina, adrenalina y noradrenalina. Estos neurotransmisores son los responsables de la motivación, actividad y euforia que sentimos en esta situación, aunque, como luego veremos, no está exenta de efectos secundarios perjudiciales.

Efectos inmediatos de la hipoglucemia

Después de la hiperglucemia, que suele durar 2-3 horas, se manifiesta una hipoglucemia reaccional. El cerebro y el sistema nervioso no reciben suficiente glucosa con las siguientes consecuencias: Irritabilidad, fatiga, mareos, insomnio, falta de concentración, despistes, exceso de sed, sudoración, depresión, problemas digestivos, visión borrosa y en casos graves (diabetes) coma.

Todos hemos contemplado el comportamiento de los niños en una celebración o fiesta en la que abundan los alimentos dulces (tarta, pasteles, caramelos, gominotas, chocolate, refrescos azucarados, etc.) Al poco tiempo de ingerir algunos de estos alimentos se vuelven frenéticamente activos, no paran de correr y jugar, hablando y chillando. Están en la fase hiperglucémica. Si no siguen comiendo, entran en la fase hipoglucémica 2-3 horas después: Se encuentran cansados (no sólo por el ejercicio sino por la falta de glucosa), se tumban en el sofá, no tienen ganas de moverse, ni hablar, tienen sed y están somnolientos. A veces sienten hambre. (figura 4)

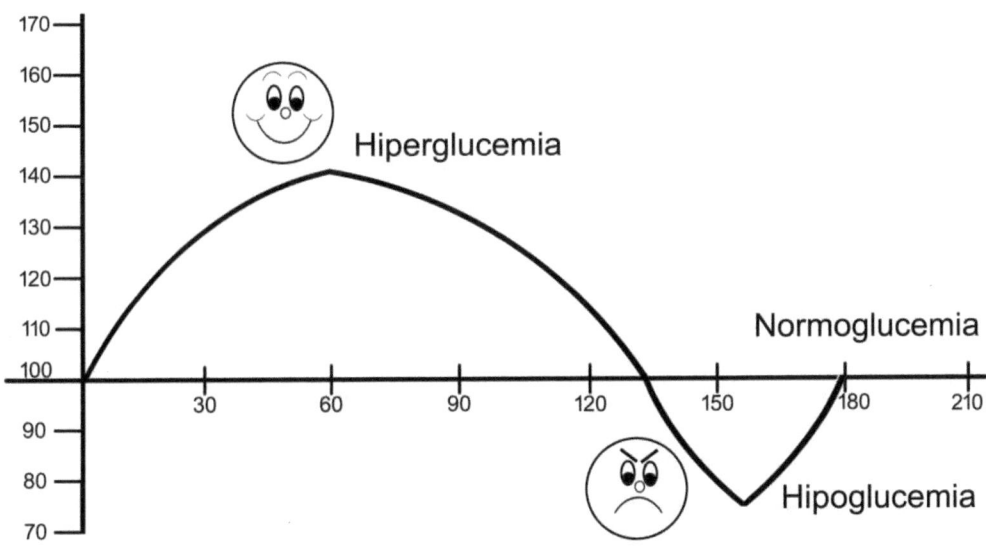

Figura 4. Después de tomar azúcar o hidratos de
carbono de índice glucémico en exceso.

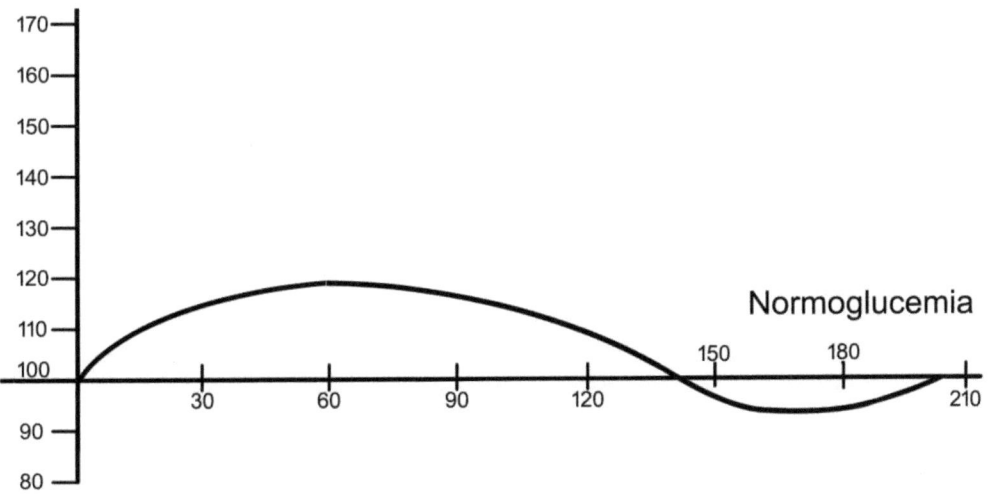

Figura 5. Después de tomar hidratos de carbono
de índice glucémico bajo.

Imaginaros lo que ocurriría si esta fase hipoglucémica nos coincide con un examen, una reunión importante de trabajo, dar una conferencia o simplemente como profesor al explicar en clase una asignatura. Ya sé que estáis pensando que la solución es bien fácil: Volver a comer más dulces para recuperar la agilidad mental. Pero si esto se hace persistentemente a largo plazo, nos lleva a un deterioro grave de salud, como a continuación vamos a ver. Lo más razonable es no consumir en exceso azúcar, dulces ni hidratos de carbono de alto índice glucémico.

Por ejemplo, un desayuno a base de pan tostado, mermelada y un café con leche, tomado a las 8 de la mañana nos llevará a las 8:30 a un estado hiperglucémico que durará hasta las 10-11 en que se iniciará la fase hipoglucémica. Y esto es así, porque el pan blanco tostado, la mermelada y el azúcar para endulzar la leche tienen cada uno un índice glucémico alto. Además, si se toma café, la cafeína potencia sus efectos.

Se pueden reducir sus efectos si se toma pan integral o cereales, mermelada natural sin azúcar añadido, y se prescinde del azúcar de la leche y del café.

INFLAMACIÓN

La inflamación es un mecanismo de defensa de nuestro cuerpo. Cuando nos damos un golpe, nos hacemos una herida y nos invade un virus, una bacteria o una toxina, se produce inflamación. La inflamación se caracteriza por producir dolor, rubor, calor y tumor.

Las terminaciones nerviosas de la zona activada son estimuladas para producir dolor, se produce vasodilatación para que llegue más flujo de sangre, lo que origina calor y enrojecimiento (rubor) y los capilares se vuelven más permeables para que pasen fácilmente los nutrientes y elementos defensivos que también se encargan de eliminar los residuos inservibles (pus).

Inflamación silenciosa

La inflamación descrita arriba es la inflamación clásica o aguda. Pero hay otro tipo de inflamación más suave que no produce dolor y pasa desapercibida, es la que se conoce como inflamación silenciosa, Puede estar actuando durante años sin que nos demos cuenta, pero las consecuencias finales son mucho más graves que las de la inflamación aguda. Se dice que la "inflamación aguda duele, pero la inflamación silenciosa mata".

Con el tiempo muestra sus consecuencias dañinas estando implicada en muchas enfermedades graves, como infartos, ictus, trastornos neurodegenerativos y cáncer.

Hay dos ácidos grasos esenciales que nuestro cuerpo no es capaz de sintetizar y debe proveerse de los alimentos. Estos son el *ácido cis-linoleico* y el *ácido alfa-linolénico*, conocidos como *omega-6* y *omega-3* respectivamente. Los dos son precursores de unas sustancias muy activas llamadas *prostaglandinas*, especie de hormonas que actúan localmente en todas las células. Las prostaglandinas controlan los procesos inflamatorios y antiinflamatorios para que exista un equilibrio entre ellos.

El ácido cis-linoleico no es activo por sí mismo, pero es el precursor de las prostaglandina PGE1 y del ácido araquidónico, del que procede la prostaglandina PGE2, los leucotrienos y los tromboxanos (ver figura 6). Sólo una pequeña parte del ácido araquidónico proviene del ácido cis-linoleico. La mayor parte lo tomamos con los alimentos.

La prostaglandina PGE1 es antiinflamatoria, y además posee una acción antiagregante de las plaquetas (previene trombos), vasodilatadora y reguladora de las hormonas femeninas. La prostaglandina PGE2 y los leucotrienos son dos potentes mensajeros de la inflamación. Los tromboxanos también tienen una cierta acción inflamatoria, pero más bien se caracterizan por su acción de agregante plaquetario, formación de trombos y vasocontricción de los músculos lisos (por ejemplo de las paredes de las arterias)

El ácido araquidóncio no sólo procede del omega-6 (ácido cis-linoleico), sino de los alimentos que tomamos ricos en ácido araquidónico. De este modo se aumenta más el efecto inflamatorio.

El ácido araquidónico se encuentra abundantemente en las carnes (especialmente rojas), vísceras, huevos, leche y productos lácteos y pescados cultivados (los pescados salvajes tienen poca cantidad).

El omega-6 (ácido cis-linoleico) se encuentra en gran proporción en los aceites de girasol, maíz, sésamo, soja y en general en todos los aceites de semillas. Los frutos secos lo tienen en menor proporción.

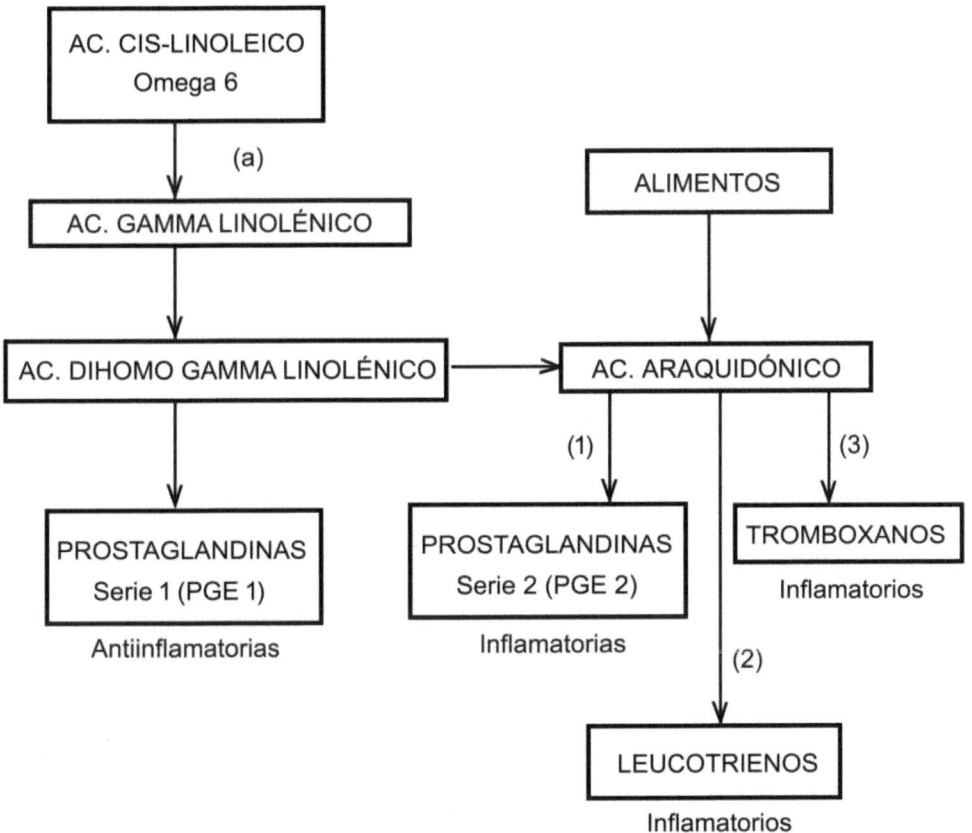

Figura 6. Metabolismo del Omega-6 y el ácido araquidónico.

Los pasos (1) y (2) son inhibidos por EPA y DHA, procedentes del omega-3.

El paso (3) es inhibido por la aspirina y los antiinflamatorios no esteroides, a lo que se debe su efecto antiinflamatorio.

El otro ácido graso esencial es el ácido alfa-linolénico (omega-3). A partir de él se forma el ácido eicosapentanoico (EPA) y de este el ácido docosahexanoico (DHA) y prostaglandinas de la serie 3 (PGE3). (ver figura 7)

Este proceso metabólico actúa de modo inverso al anterior del omega-6. La prostaglandina PGE3 tiene un efecto antiinflamatorio antiagregante plaquetario y antitrombótico. Pero además el EPA y el DHA bloquean la conversión del ácido araquidónico en los mensajeros pro-inflamatorios PGE2 y los leucotrienios. De este modo se acentúa el efecto antiinflamatorio global.

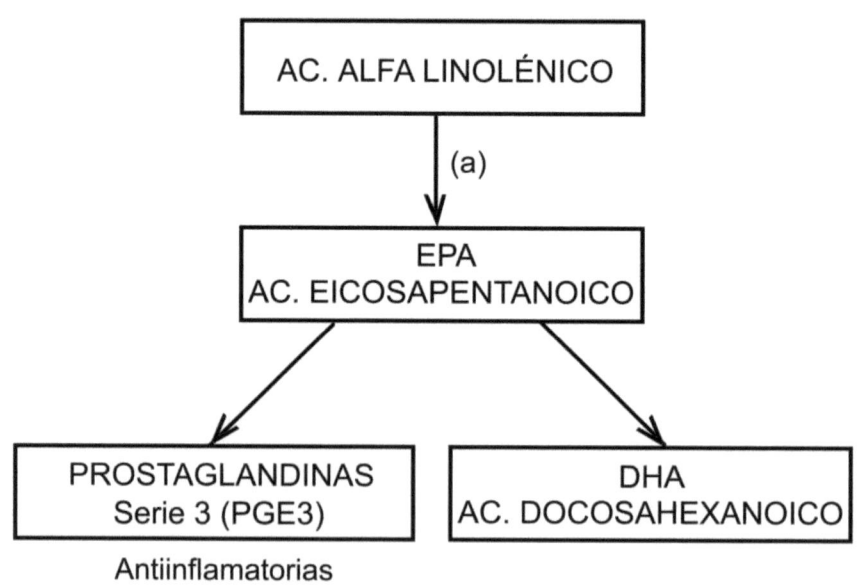

Figura 7. Metabolismo del ácido alfa linolénico (Omega 3)

También hay que tener en cuenta que el paso (a) tanto del ácido cis-linoleico (omega-6) como del ácido alfa-linolénico puede estar bloqueado por varios factores:

- Exceso de grasas saturadas y trans
- Exceso de colesterol en sangre
- Tabaquismo
- Diabetes
- Alcoholismo
- Insuficiencia hepática
- Infecciones víricas
- Envejecimiento
- Estrés
- Tratamientos químicos y radioactivos
- Deficiencia de zinc, magnesio y de las vitaminas B6, C y biotina

En estos casos es aconsejable saltarse el paso (a) y acudir a alimentos que tengan ya el siguiente metabolito, es decir, el ácido gamma-linolénico en el caso del omega-6 y el EPA en el omega-3. El primero se encuentra principalmente en el aceite de onagra y de borraja y el segundo en los pescados azules (salmón, sardinas, caballa, atún, etc.). Si no se toma suficiente de estos alimentos hay que acudir a preparados de perlas de aceite de onagra y de pescado u otros animales marinos. Además el aceite de onagra (ácido gamma-linolénico) forma más prostaglandina PGE1, que es antiiflamatorio, que ácido araquidónico, que es pro-inflamatorio.

Los efectos de la aspirina (ácido acetilsalicílico) no se han aclarado hasta el año 1971. Ahora se sabe que a igual que otros medicamentos antiinflamatorios (como el ibuprofeno) no esteroides inhiben la enzima que cataliza el paso de ácido araquidónico a tromboxanos. En cambio, los glucoesteroides (cortisona, prednisolona, etc.) enlentecen la formación de ácido araquidónico con lo que se reduce la de PGE2, leucotrienos y tromboxanos, que son pro-inflamatorios, agregantes plaquetarios y trombóticos.

Factores pro-inflamatorios que contribuyen a la inflamación silenciosa

- Exceso de omega-6 (ácido cis-linoleico)
- Exceso de ácido araquidónico
- Alto nivel de glucosa en sangre (hiperglucemia)
- Alto nivel de insulina en sangre
- Estrés persistente
- Tabaquismo
- Abuso de estimulantes (cafeína, teofilina, teobromina).
- Contaminación continuada ambiental y alimentaria
- Poca actividad física
- Obesidad
- Medicamentos como las estatinas usadas para bajar el colesterol

Hay que tener en cuenta que la inflamación es necesaria para que nuestro organismo se defienda de las infecciones y agentes tóxicos. Pero no debe sobrepasar ciertos límites. Debe haber un equilibrio entre procesos inflamatorios y antiinflamatorios. Cuando este se rompe a favor del primero, entonces vienen los problemas de salud.

Se aconseja que la proporción de omega-6 (proinflamatorio) respecto a omega-3 (antiinflamatorio) sea inferior a 4/1 (en algunos casos 1/1). Pero en los países adelantados, llamados "civilizados", este cociente se ha ido aumentando con los años, llegando en España a situarse como media en 25/1 y en EE.UU todavía más alto. Por ello, es necesario una alimentación adecuada en la que se reduzcan los alimentos ricos en omega-6 y se aumenten los omega-3.

Enfermedades y trastornos relacionados con la inflamación silenciosa

En muchas enfermedades la inflamación silenciosa es un factor de riesgo que contribuye, a veces con otros factores como la predisposición genética, a que se desarrolle la enfermedad. Las principales son:

Enfermedades cardiovasculares. Angina de pecho. Isquemia cardíaca. Infarto de miocardio. Ictus cerebral (trombosis cerebral). Trombosis y embolias generalizadas. Ateroesclerosis. Arterioesclerosis.

Enfermedades neurodegenerativas. Alzheimer. Parkinson. Demencia senil. Depresión. Pérdida de memoria y capacidad cognitiva.

Cáncer. Todos los tejidos tumorales están rodeados de inflamación que favorece su desarrollo. Si se suprime la inflamación, se evita uno de los factores que facilita su crecimiento.

Cómo detectar la inlamación silenciosa

La inflamación silenciosa no duele ni tiene síntomas específicos que nos indiquen que estamos sufriendo un efecto inflamatorio. Por eso tenemos que acudir a un análisis de sangre y determinar algunos parámetros.

Proteína C reactiva (siglas PCR). Es una proteína que aumenta su concenración en sangre cuando hay cualquier tipo de inflamación. Cuando estamos bajo un proceso infeccioso, nos damos un golpe o nos hacemos una herida, aumenta el valor de la PCR en la sangre. Por eso no es un indicador específico de la inflamación silenciosa. Sin embargo, si se descarta que exista alguna inflamación dolorosa, entonces la PCR es un indicador fiable. Su valor normal tiene que estar por debajo de 3mg/L y preferiblemente menos de 1.

Acido araquidónico (AA) / ácido eicosapentanoico (EPA). El cociente AA/EPA no debe ser mayor de 1,5.

Insulina. El nivel de insulina en sangre es otro indicador de la inflamación silenciosa. No debe superar 5 microunidades/ml.

Triglicéridos/colesterol HDL. No es un indicador muy específico. El cociente TG/HDL no debe ser superior a 3.

Homocisteína. Aunque la homocesteína no es un indicador de la inflamación silenciosa, cuando concurren ambos, se potencia el riesgo de desarrollar enfermedades cardiovasculares y neurodegenerativas. La homocisteína es un aminoácido azufrado que se está formando y transformando rápidamente. Cuando permanece en la sangre sin metabolizarse trae graves consecuencias.

Para que se metabolice la homocisteína y desaparezca de la sangre, se necesitan las vitaminas B6, B12 y ácido fólico. Una deficiencia de estas vitaminas conlleva la permanencia de la homocisteína como tal sin sufrir transformación. Por eso, un forma sencilla de resolver este problema es asegurarse de que se ingiere la cantidad suficiente de estas vitaminas, bien con los alimentos o con un suplemento vitamínico.

Según los científicos, niveles altos de homocisteína, agrietan las arterias, forman placas de ateromas, coágulos y derrames cerebrales (ictus) que terminan en enfermedades cardiovasculares.

Por otra parte la homocisteína es un neurotóxico que destruye neuronas del sistema nervioso y da lugar a enfermedades neurodegenerativas.

Recomendaciones para evitar la inflamación silenciosa

• Restringir el consumo de ázucar y de los alimentos que tengan un índice glucémico alto, porque elevan el nivel de glucosa y de insulina activando la formación de mensajeros proinflamatorios. Según el sistema "IF Rating" el azúcar y los dulces están entre los alimentos que producen más inflamación. Pero también los niveles altos de insulina son proinflamatorios. Se trata de una inflamación sin dolor, es decir silenciosa.

• Moderar el consumo de carnes, huevos, productos lácteos, pescados cultivados (salmón, trucha) porque son ricos en ácido araquidónico que es proinflamatorio y forma trombos.

• Reducir el consumo de alimentos que contengan omega-6 como los aceites de girasol, de maíz, de soja, de sésamo y de otras semillas, y, en menor medida, de los frutos secos. A partir del omega-6 se forma ácido araquidónico.

• Aumentar el consumo de alimentos ricos en omega-3, o sea los pescados azules no cultivados como las sardinas, boquerones, salmón, atún y caballa, algas, plancton marino, semillas de lino. Los ácidos omega-3 son los precursores de las prostaglandina de la serie 3 (PGE3), que es antiinflamatorio y antiagregante plaquetario. Además inhiben la formación de ácido araquidónico. En el caso de que no se consuman suficiente de estos alimentos, lo aconsejable es tomar un complemento de preparados de cápsulas (perlas) de omega-3.

• Suprimir el tabaco y restringir las bebidas alcohólicas y los estimulantes (café, cola, té, chocolate).

• Tomar borraja y aceite de onagra que son ricas en ácido gammalinolénico, que es precursor de la prostaglandina de la serie 1 (PGE1), que es antiinflamatoria.

• Algunos medicamentos como el grupo de las estatina, recetadas para reducir el colesterol, aumentan en gran media la síntesis de ácido araquidónico, por lo que es aconsejable sustituirlas por otros fármacos equivalentes (consultar al médico).

• Si se tiene sobrepeso o se es obeso, es aconsejable perder peso, por esta y otras razones. La acumulación de grasa (tejido adiposo) es un factor proinflamatorio.

• Hacer ejercicio moderado regularmente (por ejemplo, caminar durante media hora todos los días a buen paso). La falta de actividad física incrementa los mensajeros proinflamatorios.

• Restringir el uso de la fritura, de la barbacoa y de la parrilla sobre todo en los pescados, porque el omega-3 es muy sensible al calor, ya que se descompone por encima de 170°C, produciendo sustancias perjudiciales. Usar siempre aceite de oliva que es más resistente al calor (se descompone a partir de los 180°C). En cambio los aceites de semillas (girasol, maíz, etc.) lo hacen a temperatura más baja. Lo mejor es cocer en agua, puesto que la temperatura no pasa de 100°C.

ACIDOSIS

Para que funcione bien nuestro metabolismo y podamos vivir saludablemente, es necesario que haya un equilibrio interno entre acidez y lo contrario, alcalinidad o basicidad. Para medir estas cualidades se ha establecido un índice que se llama pH, que va en una escala de 0 a 14. El valor de 7 marca la neutralidad (ni es ácido ni alcalino). Si es inferior a 7, es ácido y si es superior, alcalino. Si se acerca a 0, es un ácido fuerte y, si se acerca a 14, es un álcali fuerte. Un ejemplo del primero es el ácido sulfúrico y del segundo la sosa. Unos y otros son cáusticos, corrosivos y producen heridas profundas dolorosas. Los que están en torno a 7 son ácidos o álcalis débiles y son bien tolerados.

La sangre y el medio extracelular tienen un margen de pH muy preciso, está entre 7,35 y 7,45, es decir ligeramente alcalino. Cuando se rebasan estos límites las consecuencias son muy graves e incluso letales. Si se baja de 7,35 se produce *acidosis* y si sube de 7,45, *alcalosis*. La acidosis se puede producir con frecuencia mientras que la alcalosis sólo en contados casos.

Como es muy importante para la vida mantener constante este intervalo de pH, nuestro organismo dispone de varios mecanismos de regulación.

Mecanismos reguladores del pH

En primer lugar tenemos lo que se llama *reserva alcalina*, constituida por bicarbonatos, fosfatos, minerales y proteínas plasmáticas, que actúan como amortiguadores o tampones para corregir la desviación del pH. Su acción es muy rápida, lo hacen en fracciones de segundos.

En segundo lugar está la respiración pulmonar. En la respiración se elimina el dióxido de carbono resultante del metabolismo energético de las células. El dióxido de carbono en contacto con el agua forma ácido carbónico que, aunque es un ácido débil, también acidifica. Su acción es un poco más lenta, tarda 1-12 minutos.

En tercer lugar disponemos de la eliminación renal. Los riñones eliminan en la orina los residuos ácidos que se forman en los procesos metabólicos. Esto puede durar horas o días.

En cuarto lugar, también se eliminan los ácidos en la transpiración y el sudor, pero en menor medida, a no ser que se sude profusamente.

Naturalmente, todo ello, requiere que los pulmones y los riñones funcionen bien. Estos actúan como los filtros de los coches. Si están sucios y obstruidos, se dificulta mucho la eliminación de los residuos y sería necesario una limpieza de los mismos.

Síntomas más frecuentes de la acidosis

Piel seca, uñas frágiles, pelo sin brillo, calambres y espasmos musculares, propensión al frío, fatiga al levantarse de la cama, encías inflamadas (o caries), propensión a infecciones, problemas en las articulaciones, dificultades digestivas y tendencia a la depresión.

Si se tiene la mayoría de estos síntomas, lo más probable es que padezca acidosis.

Cómo actúa la acidosis. Cuando las membranas que rodean las células no están alteradas, son permeables al oxígeno para producir energía y a los nutrientes necesarios para vivir, es la normalidad. Así funcionan si el medio extracelular es ligeramente alcalino (pH 7,35-7,45). Pero cuando el medio se vuelve ácido y el organismo ha agotado las reservas alcalinas de regulación, se alteran las membranas celulares volviéndose rígidas e impermeables, dificultando el paso de oxígeno y nutrientes. Se forma una especie de cloaca de residuos que asfixian las células y entonces se ha establecido la acidosis. Para poder sobrevivir, el organismo produce mutaciones creando células atípicas que no necesiten oxígeno (anaerobias) y que resistan la acidez. Algunos científicos sostienen que estas celulas se convierten en tumores cancerosos.

Medida de la reserva alcalina

Se pude realizar en casa utilizando tiras reactivas de pH que se pueden encontrar en tiendas de productos químicos. Con ellos se puede determinar el pH de la saliva y de la orina. Basta empapar la tira con saliva o sumergirla en la orina. El color obtenido se compara con la escala cromática que viene en el envase.

Test de la saliva. Medir el pH con la tira indicadora en ayunas o al menos 2 horas después de la última comida:

pH 6,7-7,0 Buena reserva alcalina
pH 6,4-6,6 Reserva alcalina aceptable
pH 6,1-6,3 Pérdida de reserva alcalina
pH < 6,1   Peligro de acidosis

Test de la orina. Los valores normales que se dan para la orina, medidos en la orina de la primera hora de la mañana son 5,0-7,0. Sin embargo, los valores que se acercan a uno u otro extremo, aunque sean normales, son muy significativos para determinar la reserva alcalina.

Dieta acidificante. Medir el pH de la primera orina de la mañana siguiente:

pH 5,7-6,5 Normal

pH < 5,7   Se eliminan más ácidos (si los riñones funcionan bien).

pH > 7,0   No hay reserva alcalina, el organismo se ve obligado a formar amoníaco para neutralizar el exceso de acidez. Situación peligrosa.

Dieta alcalinizante. En las mismas condiciones anteriores, pH 6,0-7,0.

Alimentos acidificantes. Como es natural, los alimentos ácidos, acidifican el medio extracelular, pero no todos funcionan así. Hay alimentos ácidos como el limón y el pomelo que son alcalinizantes, porque en su metabolismo se convierten en álcalis. En cambio, el azúcar, que no es un ácido, se metaboliza produciendo ácidos (ácido láctico, ácido pirúvico, etc.) lo que le convierte en un potente acidificante.

En general los alimentos de origen animal (carnes, embutidos, huevos) son acidificantes (ver cuadro 2).

Alimentos alcalinizantes. En general, las verduras y algunas frutas alcalinizan la sangre. Entre las más potentes están la ciruela japonesa ume, las algas, el kuzu y algunas raíces. (ver cuadro 3).

Alimentos neutros. Son los alimentos que no alteran el pH de la sangre. Entre ellos se encuentran la leche desnatada, el yogur y el queso fresco. (ver cuadro 4).

Como la potencia acidificante o alcalinizante de los alimentos es variable, no podemos neutralizarla tomando la misma cantidad de uno y otro. Por ejemplo, para neutralizar la acidez que produce 100g de azúcar, necesitaríamos tomar 440g de zanahorias, pero solo 2g de las ciruelas ume. Para neutralizar la acidez de 100g de carne de pollo, se necesitarían 120g de zanahorias y sólo 0,6g de ciruelas ume.

Relacionado posiblemente con la acidosis vamos a recordar un hecho histórico, la batalla de Maratón en el año 490 a.C. El general griego Milciades eligió al ateniense Fillípides para que se desplazara a Atenas lo más rápidamente posible y comunicara la buena noticia de que había sido derrotado el ejército invasor persa. El trayecto de Maratón a Atenas lo hizo en un solo día (unos 40km).Probablemente descansaría poco (o nada) y no comería. El proceso metabólico que tuvo que realizar el organismo de Filípides sería el siguiente:

Primero utilizaría la glucosa de la sangre para obtener energía, después al descender la glucemia, el hígado liberaría glucosa a partir del glucógeno almacenado, seguidamente porque el glucógeno se agota pronto, acudiría a la descomposición de las grasas y de algunos aminoácidos para producir glucosa. Por otra parte, la respiración rápida, jadeante como consecuencia del esfuerzo no eliminaría suficiente dióxido de carbono, que se acumularía en el medio extracelular, con lo que daría paso a un metabolismo anaerobio (sin oxígeno) parcial para obtener energía. Unas y otras producirían ácidos, principalmente ácido láctico que agotaría la reserva alcalina.

Cuando el pH desciende de 7, el corazón deja de funcionar y se produce el fallo cardíaco y la muerte, que es lo que le ocurriría a Filípides cuando llegó a Atenas.

Las carreras de Maratón actuales son otra cosa. Los corredores, primero se entrenan adecuadamente y durante la carrera consumen alimentos y bebidas adecuadas. Aún así algunos sufren un desmayo al llegar a la meta.

En el cuadro 2,3 y 4 se dan una lista de las sustancias que acidifican, alcalinizan o son neutros.

Cuadro 2
ACIDIFICANTES

DROGAS
TABACO
BEBIDAS ALCOHÓLICAS
(excepto vinos en poca cantidad)
AZÚCAR BLANCO
HELADOS
BOLLERÍA Y REPOSTERÍA
CHOCOLATE AZUCARADO
CARAMELOS Y GOLOSINAS
COLAS AZUCARADAS
REFRESCOS AZUCARADOS
HUEVOS (yema)
CARNE Y EMBUTIDOS
Azúcar moreno
Panela
Miel
Pescados
Aceites y grasas
Pan blanco
Harinas blancas y derivadas
Cereales refinados
Arroz blanco
Legumbres en general
Café
Comer demasiado y cenar tarde
Aves
Quesos curados
Frutos secos (excepto castañas y almendras)
Contaminación ambiental y alimentaria
Algunos medicamentos
Actividad física violenta o muy prolongada

Deporte intensivo
Estados de estrés, angustia o depresión
Ayunos prolongados
Exposición excesiva al sol
Diarreas
Insuficiencia pulmonar, renal o hepática
Exposición a radiaciones
Respiración rápida (jadeante)

Cuadro 3
ALCALINIZANTES

ALGAS
RAÍCES DE PLANTAS
CIRUELAS UME
Frutas maduras, especialmente las de tierra (fresa, melón, sandía)
Soja y derivados
Verduras de hoja y tallo
Zanahorias
Judías verdes
Guisantes
Patatas
Maíz
Vino natural (consumo moderado)
Castañas y almendras
Plátano
Limón y pomelo
Té blanco
Té verde
Té de 3 años
Ejercicio moderado (caminar)

Respiración profunda
Ejercicios de relajación (yoga, meditación,etc.)
Masticar bien la comida (la saliva alcaliniza)

Cuadro 4
NEUTROS

Leche desnatada
Suero de leche
Yogur desnatado
Cereales integrales
Queso fresco
Sal

Nota: Se ha escrito con mayúsculas los que tienen más poder acidificante o alcalinizante.

GLICACIÓN

En determinadas condiciones, el azúcar (sacarosa) y la glucosa se combinan con las proteínas y las grasas mediante la conocida *reacción de Maillard*, llamada así en honor a su descubridor hace ya más de un siglo. Esta reacción la vemos constantemente en la cocina cuando tostamos pan u otros alimentos que da ese color marrón, debido a la unión del azúcar y las proteínas.

En nuestro organismo también se produce esta reacción de enlace de la glucosa a las proteínas principalmente. En este caso el proceso se llama *glicación* o *glucación*. Cuando las proteínas son glicosiladas, pierden su estructura y funcionalidad y deterioran la salud.. Si tenemos niveles normales de glucemia, nuestro cuerpo dispone de mecanismos para evitar la glicación. Pero cuando la glucemia está elevada (hiperglucemia) ya no es capaz de evitarla y algunas proteínas quedan glicosiladas y entonces surgen los problemas. Parte de la hemoglobina que existe en los glóbulos rojos (hematíes) es glicosilada, perdiendo proporcionalmente su capacidad para captar oxígeno en los pulmones. La albúmina y otras proteínas del suero sanguíneo también son glicosiladas (en este caso se llaman *fructosaminas*), así como diversas enzimas (también son proteínas) que pierden total o parcialmente su capacidad catalizadora, tan importante en el metabolismo. Cuanto mayor sea el nivel de la glucosa en la sangre, mayor será la proporción de proteína glicosilada y mayor será el deterioro orgánico.

Pueden causar daños en los vasos sanguíneos, en los riñones, en el páncreas, en el cristalino de los ojos (cataratas), alteraciones cardiovasculares, ateroesclerosis, destrucción de la capa de mielina que cubre los nervios y aceleración del envejecimiento.

Cuando dentro de la célula hay un exceso de glucosa, una parte de la misma se deriva a la formación de *sorbitol* (un alcohol del azúcar). Si se forma mucho sorbitol, la célula no es capaz de degradarlo para eliminarlo y permanece en su interior afectando a la funcionalidad de la misma. Si, por ejemplo esto ocurre en el cristalino ocular, lo va volviendo opaco y formándose las conocidas cataratas.

Cuando son glicosiladas las proteínas, colágeno y elastina, que se encuentran en la piel y el tejido conectivo, pierden su flexibilidad, se vuelven rígidas, apareciendo arrugas y artrosis, lo que lleva a un envejecimiento acelerado de todo el cuerpo.

Un nivel alto de glucosa en la sangre también produce el *estrés oxidativo*, es decir la formación de radicales libres. Las lipoproteínas HDL (colesterol bueno) y las LDL (colesterol malo) glicosiladas pierden su función, se hacen más sensibles a la oxidación y se favorece la formación de las placas de ateroma en el interior de las arterias y causan cardiopatías.

Hay que tener presente que la fructosa es 10 veces más activa que la glucosa para glicosar proteínas. Una razón más para no sustituir la glucosa por fructosa como endulzante.

La determinación del porcentaje de hemoglobina glicosilada sirve para conocer el nivel de glucemia que se ha tenido a lo largo de los dos meses anteriores al análisis. Esto es muy importante para los diabéticos para controlar la glucemia. Se recomienda que no supere el 7% aunque los últimos estudios aconsejan que no se pase del 6% para evitar el riesgo de retinopatía.

En el Cuadro 5 se da la relación entre la cantidad de hemoglobina glicosilada y el valor medio de la glucemia a lo largo de dos meses. En los análisis de sangre a la hemoglobina glicosilada se la denomina HbA1c.

Para reducir la excesiva glicación y evitar sus complicaciones, se puede acudir a algunos preparados alimenticios. En general todos los antioxidantes bajan la glicación y en particular: las vitaminas E, C, B6, biotina y también el ácido alfa lipoico y la carnosina.

HbA1c %	Glucemia media mg/dl		HbA1c %	Glucemia media mg/dl
5	97		9	212
6	126		10	240
7	154		11	269
8	183		12	298

Cuadro 5. Relación entre hemoglobina glicosilada y glucemia

PARTE III

LA GLUCOSA Y EL CÁNCER

¿QUÉ ES EL CÁNCER?

En nuestro cuerpo se van destruyendo y formando células idénticas con su función armónica con el resto de los tejidos. Pero también se producen células defectuosas, anómalas, tumorales sin que notemos nada, porque nuestro organismo tiene recursos para acabar con ellas.

La importante molécula de ADN (ácido desoxirribonucleico) en la que están implicados los genes, es la que se encarga mediante enzimas de sintetizar proteínas y formar nuevas células. La molécula de ADN consta de dos hebras unidas helicoidalmente mediante "puentes de hidrógeno" (enlaces débiles). Si algún fragmento de una de las hebras se altera, pero la otra sigue intacta, el problema se resuelve fácilmente y se restituye a la normalidad. El mecanismo es que el ADN da una orden al ARN (ácido ribonucleico) para que forme una célula idéntica a las que tiene su tejido. Sin embargo, si se altera el ADN, entonces el ARN recibirá la orden de formar una célula, pero ya no idéntica sino defectuosa o anormal. En este caso el organismo detecta que es defectuosa y ordena su suicidio (apoptosis) o bien el sistema inmunitario, enviando linfocitos NK (en inglés "natural killers"), que las destruye.

El problema surge cuando estamos sometidos a radiaciones, a tóxicos y contaminantes cancerígenos durante tiempo prolongado, por ejemplo, el humo de los cigarrillos en los fumadores. Entonces se van formando tantas células anormales (tumorales) que nuestro organismo y no pude acabar con ellas. A veces estas células tumorales han aprendido a burlar los mecanismos de defensa y logran desarrollarse. Aún así, todavía tienen que darse más condiciones para que estas células crezcan y formen un tejido tumoral.

Entre las condiciones que favorecen el desarrollo del tejido tumoral se encuentran:

- Inflamación, especialmente la llamada "inflamación silenciosa", no duele, no se nota. Sólo detectada por análisis de sangre.
- Acidificación de la sangre. La sangre tiene un pH muy estricto, entre 7,35 y 7,45, por debajo de este pH las membranas de las células normales se alteran, dificultando el paso de oxígeno y nutrientes. Mientras que las membranas de las células tumorales son resistentes a los ácidos.
- Falta de oxígeno. Las células normales utilizan principalmente el oxígeno (vía aerobia) para quemar la glucosa y obtener energía, mientras que las tumorales no necesitan oxígeno (vía anaerobia).
- Sistema inmunitario débil. No se activan suficientes leucocitos para que destruyan las células tumorales, lo mismo que ocurre con bacterias y virus. No obstante, aunque se tenga un sistema inmunitario fuerte, algunos tipos de cánceres, como sucede con el cáncer de pulmón microcítico (de células pequeñas), tienen la habilidad de burlar al sistema defensivo y hacerle creer que se trata de células normales y evitar la destrucción.
- Radicales libres. Son sustancias muy activas que reaccionan con todo lo que encuentran a su alrededor. Pueden alterar las membranas de las células y su ADN. Son neutralizadas por los antioxidantes. El problema surge cuando no se toman suficientes antioxidantes.
- Traumas emocionales. Desde hace muchos años se sabe que hay una relación entre mente o psiquis y cuerpo. Una alteración de uno afecta al otro. Pero en los

últimos años el oncólogo alemán G. Hamer (1) se dedicó concienzudamente al estudio de esta relación en miles de pacientes y sentó las bases de la **Nueva Medicina**. Según el Dr. Hamer cuando se padece un trauma emocional fuerte, se activa el sistema nervioso simpático, que es el encargado de la motivación, el estrés, la actividad, y produce en el cerebro unos focos o anillos. La situación de estos anillos en el cerebro determina el órgano afectado. Si el trauma emocional se resuelve, se pasa a la segunda fase de vagotonía (se activa el nervio vago o parasimpático). Las dos fases duran aproximadamente el mismo tiempo. Esta es la causa de muchas enfermedades, entre ellas el cáncer. Para que esto se produzca, el trauma emocional debe ser profundo, imprevisto, sin ver la solución, sufrirlo en soledad, aunque lo sepan los más allegados, y tenerlo dando vueltas en la cabeza. Por ejemplo, una madre pierde a su hijo repentinamente y entra en un trauma emocional con los síntomas citados anteriormente, entonces se produce un tumor maligno en el pecho. El Dr. Hamer precisa aún más. En la mama izquierda si la madre es diestra y la contraria si es zurda. Si se siguen sus instrucciones afirma que no necesitará cirugía ni quimioterapia para curarse.

---

(1) Tomado del libro "Me he tratado con la Nueva Medicina del doctor Hamer". P. Pellizzari, Editorial Obelisco.

- Alimentación. La alimentación juega un papel importante en el desarrollo del cáncer. Se calcula que el 35% de los cánceres son producidos por una mala alimentación, mientras que sólo el 25% es producido por el humo del tabaco.

La Dra. Odile Fernández en su libro "Guía práctica para una alimentación y vida anticáncer" (1), hace una relación de los alimentos que favorecen el desarrollo del cáncer y los que tienen un efecto anticáncer.

Alimentos que favorecen el cáncer

Estos alimentos se deben restringir al máximo o suprimir:

- Alimentos preparados a la barbacoa, parrilla y fritos.
- Alimentación rica en azúcares refinados. A estos alimentos le dedicaremos con más detalle en este libro.
- Alimentación rica en grasas refinadas y animales (grasas saturadas, grasas hidrogenadas, grasas trans).
- Alimentación rica en carne roja y lácteos.
- Alimentación rica en sal. Recomienda usar sal marina SIN REFINAR.
- Alimentación rica en ahumados.
- Alimentación rica en alimentos refinados o procesados.

(1)Ediciones Urano S.A.U, 2015. Barcelona

Los alimentos anticáncer

- Las crucíferas (col, repollo, coliflor, brócoli, col de Bruselas, col rizada, col lombarda, col china, mostaza, berza, berro, grelos, rábano y nabo). Todas contienen glucosinolatos que son los responsables del efecto anticáncer. Está contraindicado su uso excesivo en los que padecen *hipotiroidismo*.

- Ajo, cebolla, cebolleta y puerro. Contienen compuestos azufrados y polifenoles con efecto anticáncer.

- Tomate. Contiene licopeno que es antioxidante y anticáncer.

- Algas (nori, kombu, wakame, arame, espagueti de mar, agar agar). Son antioxidantes, antiproliferativas, antiinflamatorias, evitan la formación de vasos sanguíneos a las células cancerosas y ayudan a eliminar metales pesados y radioactividad acumulada en nuestro cuerpo.

- Setas. Todas son beneficiosas pero especialmente los hongos japoneses shiitake, reishi y maitake. Contienen polisacáridos con poder anticáncer.

- Cúrcuma. Se usa en la cocina para dar un color amarillento. Es antiinflamatorio, frena la progresión de la metástasis, colabora en la destrucción de las células cancerosas y potencia la actividad de la quimioterapia protegiendo al hígado y al riñón. Contraindicada en las personas que toman SINTROM.

- Jengibre. Tiene un efecto antiinflamatorio, reduce la glucosa en sangre, mejora los efectos secundarios de la quimioterapia, es un excelente antiemético y es eficaz en la prevención del cáncer colorrectal, gástrico, de ovario, hígado, piel, mama y próstata.

- Aceite de oliva virgen extra. El ácido oleico y los polifenoles que contiene ejercen un efecto anticáncer.

Estos se pierden prácticamente si está refinado o se calienta mucho.

- <u>Frutas del bosque</u>: moras, frambuesas, fresas, arándanos, cerezas, grosellas, madroños y endrinas. Contienen ácido elágico y antocianidinas que interfieren en la formación de la red sanguínea que nutre las células tumorales (*angiogénesis*).

- <u>Otras frutas</u> con propiedades anticáncer: granada, cítricos, manzana roja, papaya, albaricoque, nectarina, melón, kiwi, guayaba, chirimoya, mangostán, piña, etc.

- <u>Chocolate negro</u> y <u>cacao</u> (sin azúcar añadido). Son ricos en componentes que limitan el crecimiento de las células tumorales y evitan las metástasis.

- <u>Vino tinto</u>, <u>uva negra</u> y <u>mosto</u>. Son ricos en resveratrol que es útil para prevenir el cáncer de próstata, colon y esófago. También son beneficiosos para prevenir enfermedades cardíacas.

- <u>Omega-3.</u> Es antiinflamatorio y contrarresta el efecto proinflamatorio del omega-6 (se encuentra en el aceite de girasol y otros aceites de semillas). Son ricos en omega-3 los pescados azules y las semillas de chía y lino.

- <u>Otras semillas recomendadas</u>: sésamo, calabaza y cáñamo.

- <u>Frutos secos</u>: nueces, avellanas, almendras, anacardos. Las personas que las consumen habitualmente tienen menos riesgo de tener cáncer.

- <u>Legumbres</u>: lentejas, alubias o judías, azuki, garbanzos y guisantes. Son ricas en folatos, lignanos y antioxidantes que tienen un efecto anticáncer.

- <u>Té verde</u>. Contienen catequinas que no se encuentran en el té negro, y que son anticancerígenas.

Naturalmente, los que tienen una herencia genética de antepasados que hayan sufrido algún tipo de cáncer y hayan heredado el gen, tienen un riesgo notable de padecerlo. Pero aún en estos casos, si al gen no se le deja "expresar", es decir no se le proporciona las condiciones que necesita para que se desarrolle, es muy probable que nunca aparezca el cáncer. Por ejemplo, si una persona hereda el gen que produce el cáncer de colon y por llevar una dieta alimenticia inadecuada propicia que el gen se "exprese", es muy probable que padezca este tipo de cáncer. Pero si lleva una dieta saludable y evita los alimentos dañinos, entonces lo más seguro es que no padezca esta enfermedad. Lo podemos comparar con un montón de leña seca, mientras no se le acerque una llama, puede estar sin arder todo el tiempo que sea. Pero si se le acerca una simple cerilla, entonces se provocará el fuego.

Los tratamientos más empleados para tratar el cáncer son la radioterapia que quema las células cancerosas, la quimioterapia que las envenena y la cirugía que las extirpa. Recientemente se están haciendo estudios tomando como base el fortalecimiento del sistema inmunitario y el metabolismo especial de las células cancerosas. De todos modos, son pocos los oncólogos que además del tratamiento tradicional recomiendan una dieta alimenticia adecuada que ayude al tratamiento y alivie algunos de los efectos secundarios. Menos aún son los que utilizan algunas plantas medicinales (fitoterapia) para ayudar o combatir el cáncer.

RELACIÓN DE LA GLUCOSA CON EL CÁNCER

La mayor parte de los carbohidratos (hidratos de carbono) que tomamos con los alimentos se convierten en el aparato digestivo en glucosa y así pasan a la sangre. Por tanto es la glucosa (un azúcar simple o monosacárido) la que interviene en el metabolismo celular.

La glucosa es el combustible que utilizan las células para obtener la energía que necesitan, la mayor parte para producir calor y mantener la temperatura, y el resto para su funcionamiento. Para este fin, la glucosa se metaboliza mediante un proceso *aeróbico* (con oxígeno), que es el más importante y que da como resultado final:

Glucosa + oxígeno → Agua + dióxido de carbono + energía

El oxígeno procede de la inspiración de aire en los pulmones y es transportado a todas las células por la hemoglobina contenida en los glóbulos rojos (hematíes).

La otra forma de metabolizar la glucosa es por la vía *anaerobia* (sin oxígeno). En este caso la glucosa se rompe (glucolisis) y da ácido láctico. Siempre que hay oxígeno suficiente se produce la vía aerobia.

Por consiguiente, es necesario tomar una adecuada cantidad de carbohidratos para disponer de suficiente glucosa. Ahora bien, este aporte debe ser de carbohidratos de absorción lenta (índice glucémico por debajo de 55). Si tomamos carbohidratos de absorción rápida, como el azúcar, la bollería, los refrescos, el pan blanco, el arroz blanco, etc.), elevan bruscamente el nivel de glucosa en la sangre (hiperglucemia) y entonces la buena glucosa se convierte en un tóxico que daña las células y especialmente las neuronas (células nerviosas). Por otra parte, este nivel alto de glucosa es captado por el páncreas y sus células beta segregan insulina para bajar su nivel, lo que provoca un descenso por debajo del normal, lo que se llama *hipoglucemia reaccional*, caracterizada entre otras cosas por decaimiento, mal humor, agresividad y ganas imperiosas de volver a comer más dulces.

La glucosa en sí no es una sustancia cancerígena, pero cuando se produce un exceso en la sangre, de modo frecuente y durante mucho tiempo, es un factor de riesgo importante que favorece las posibles células tumorales y posibilita su desarrollo y crecimiento. La glucosa no actúa únicamente de un modo para favorecer el desarrollo tumoral sino que lo hace por varias vías:

## 1.	RECEPTORES DE INSULINA.

La glucosa de la sangre no entra en las células si no dispone de insulina (salvo en las neuronas que difunde directamente). El páncreas segrega insulina que se fija a los receptores que se encuentran en las membranas de las células y digamos abren la puerta para que entren las moléculas de glucosa que está en la sangre. Pues bien, está demostrado que las células tumorales tiene 10 veces más receptores que las células normales. En consecuencia la mayor parte de la glucosa va a parar a las células tumorales en detrimento de las normales que quedan debilitadas y con poca energía. De hecho, se está alimentando a las células cancerosas. Tanto es así, que una prueba que se presenta para localizar posibles metástasis cuando se tiene cáncer, consiste en inyectar glucosa marcada (radiactivo) y determinar e que zonas del cuerpo hay más concentración de esta glucosa, lo que indica la presencia de una posible metástasis. Esto muestra de modo evidente que las células tumorales captan mucho más glucosa que las normales. Además las células tumorales descomponen la glucosa para obtener energía de un modo más rápido, sin necesidad de oxígeno.

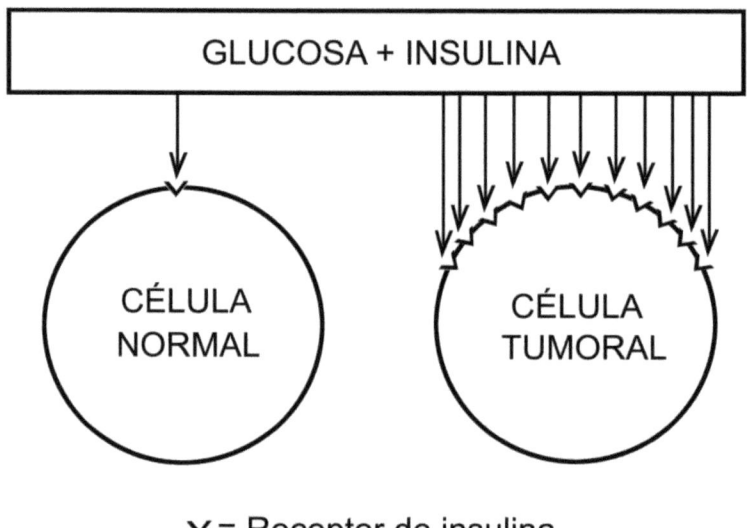

∨ = Receptor de insulina

Figura 8. Entrada de glucosa en una célula normal y en una tumoral

2.　　FACTOR DE CRECIMIENTO INSULINOIDE.

La secreción de insulina va siempre acompañada de otra hormona, el *Factor de crecimiento insulinoide* (parecido a la insulina) IGF-1. Su función es contribuir a la multiplicación de las células sean normales o atípicas. También las células tumorales tienen más receptores de IGF-1 que las normales, con lo que se activa en mayor grado la multiplicación de aquellas. A este respecto hay que señalar que la leche de vaca contiene un IGF-1 idéntico al humano por lo que si se toma ésta se está aportando un extra de IGF-1. Por esto, entre otras cosas, se debe restringir el consumo y suprimirla si se padece cáncer.

3.   ACIDOSIS.

La glucosa, aunque no es un ácido, es un fuerte acidificante de la sangre (ver Parte II, Acidosis). El índice de acidez se mide con el pH, en una escala que va de 0 a 14. Un pH de 7 es neutro, por debajo de 7 es ácido y por encima de 7 es alcalino. Cuanto más bajo sea el pH mayor será la acidez y cuanto más alto mayor será la alcalinidad.

La sangre tiene un pH muy estricto, está entre 7,35 y 7.45, es decir, ligeramente alcalino. Para ello nuestro cuerpo dispone de mecanismos para regular el pH siempre que la acidificación no sea excesiva. Cuando está es excesiva y el cuerpo no es capaz de controlarla, se produce lo que se conoce como *acidosis metabólica* de graves consecuencias.

Como hemos dicho las células normales utilizan oxígeno (vía aerobia) para obtener energía, mientras que las atípicas o tumorales no necesitan oxígeno (vía anaerobia) para obtener la energía que necesitan. Ahora bien, el metabolismo anaeróbico de la glucosa produce ácidos, principalmente *ácido láctico*. También se sabe que las membranas de las células tumorales son resistentes a los ácidos y en cambio, las normales no aguantan la acidez. El resultado es que las células tumorales crean un medio favorable, mientras se debilita el funcionamiento de las células normales. Tanto es así que algunos oncólogos aplican una alcalinización de la sangre para tratar algunos tipos de cáncer.

Además del azúcar y los carbohidratos de índice glucémico alto, también son muy acidificantes las drogas, el alcohol, el tabaco, la yema de huevo y las carnes y embutidos. Todo esto se debe tener en cuenta a la hora de prevenir y tratar cánceres. En cambio las verduras y las frutas son alcalinizantes (ver Parte II, Acidosis).

4. INFLAMACIÓN.

Normalmente la inflamación es un recurso de nuestro cuerpo para aislar la zona cuando se produce un trauma, una lesión o una infección. La inflamación se caracteriza por calor, dolor, hinchazón y enrojecimiento. Pero hay otro tipo de inflamación que se suele llamar *inflamación silenciosa* que no produce dolor. Puede estar actuando durante años y al final manifestarse en forma de cardiopatía, enfermedades degenerativas, cáncer, etc.

Un alto nivel de glucosa e insulina en la sangre aumenta la actividad de mensajeros de la inflamación, como el ácido araquidónico, precursor de las prostaglandinas E2 que causan la inflamación.

En el sistema "IF Rating" que determina el grado de inflamación que producen los alimentos, el azúcar se encuentra entre los más inflamatorios. También son proinflamatorios las carnes, el queso, la leche y la mayoría de los pescados de piscifactorías. Los vegetales, las frutas y los frutos secos son antiinflamatorios. Los alimentos que contienen omega-3 como el pescado azul, la chía y el lino, son antiinflamatorios, mientras los que son ricos en omega-6 como el aceite de girasol, se soja y en general de semillas, son inflamatorios. El omega-3 y el omega-6 son esenciales para nuestro cuerpo, pero es aconsejable aumentar la proporción de omega-3 frente al omega-6 para prevenir la inflamación.

También tiene un efecto antiinflamatorio el aceite de oliva virgen (no frito), mientras que los aceites refinados y los hidrogenados y trans son proinflamatorios (ver Parte II).

En torno a todos los tejidos tumorales hay siempre inflamación. Por ello es importante reducir esta inflamación o evitar que se produzca.

5.   SISTEMA INMUNITARIO.

Nuestro sistema de defensa inmunitario actúa contra todo invasor que penetre en nuestro cuerpo y dispone de mecanismos para destruirlo y eliminarlo. Se activan las células asesinas NK (en inglés, "natural killer") y otros leucocitos como los macrófagos, fagotitos y las células T, al mismo tiempo que se producen inmunoglobulinas específicas contra esos agentes, es decir anticuerpos.

También las células tumorales (células atípicas) son consideradas extrañas y el sistema inmunitario intenta destruirlas. Pero si nuestro sistema inmunitario está debilitado, el agente invasivo sabe burlar su acción o el tejido tumoral ya se ha desarrollado, entonces el cáncer prospera.

Se sabe que el exceso de glucosa en la sangre, debilita el sistema inmunitario y por tanto reduce un arma de lucha contra el cáncer. Tanto es este efecto de la glucosa que es bien conocido que después de Fiestas o celebraciones aumenta el riesgo de sufrir infecciones (catarros, gripes, etc.).

También es bien conocido que en los enfermos diabéticos (tienen niveles altos de glucosa), se producen con frecuencia úlceras y heridas que se infectan y son difíciles de curar. Además son muy propensos a sufrir cualquier tipo de infección. Esto es debido a que el exceso de glucosa debilita mucho su sistema de defensa. A esto hay que añadir que las células no dañadas del entorno también tienen dificultades para regenerar el tejido alterado.

Cada vez más se está dando importancia al sistema inmunitario para tratar el cáncer. Tanto es así, que además de los tres tratamientos habituales (quimioterapia, radioterapia y cirugía), se están empezando a emplear el fortalecimiento del sistema inmunitario bien directamente o como complemento de los otros tratamientos. A este respecto se han encontrado que algunos cánceres producen unas moléculas que inhiben la acción del sistema inmunitario. Conocer estas moléculas e investigar cómo anularlas, son los estudios científicos que se están realizando en la actualidad.

Según algunos científicos el cáncer no es una enfermedad sino la respuesta de nuestro organismo a un estímulo o invasión extraña que puede proceder del exterior o producirse en el interior.

ADICCIÓN AL AZÚCAR

Está demostrado que el azúcar produce adicción del mismo modo que el tabaco, el alcohol y las drogas. Ahora bien, en el caso del azúcar no es tan fuerte, es decir lo hace en menor grado y los síntomas de abstinencia son menos intensos y duraderos.

En todas las adiciones se producen unas sustancias opiáceas en el cerebro que estimulan algunos neurotransmisores como la serotonina y la dopamina que momentáneamente producen placer y bienestar, pero que, cuando pasa su efecto, se cae en el síndrome de abstinencia, caracterizado pro decaimiento, irritabilidad, agresividad, mal humor, falta de concentración, depresión, etc. Todo esto te impulsa imperiosamente a volver a tomar la sustancia adictiva. El subconsciente ha grabado este programa en la mente y mientras éste exista, no se puede salir de la adicción.

En el caso del azúcar y de cualquier carbohidrato que tomemos de índice glucémico alto, elevan rápidamente el nivel de glucosa en la sangre (hiperglucemia) y se activan los neurotransmisores serotonina (la molécula de la felicidad) y la dopamina y adrenalina (motivadoras y tonificantes). A esto le sigue después de 2-2,5 horas las segunda fase, la abstinencia con los síntomas ya indicados arriba, que te impulsa a comer más dulces, porque se produce un bajón de la glucosa por debajo de su nivel normal, es decir la hipoglucemia reaccional (ver figura 4).

De todos es conocido que los niños que tienen una Fiesta en la que se atiborraron de dulce, tartas, chocolate, chucherías, helados... están contentos, bulliciosos, sin parar de jugar y moverse. Pero a los 2-2,5 horas, si no han vuelto a comer nada, se encuentran tristes, abatidos, somnolientos e incluso de mal humor. También a los adultos les ocurre lo mismo y en este caso, si va acompañado de estimulantes (café, té y refrescos de cola), se potenciará el efecto. Además, si es fumador, seguirá con un cigarrillo detrás de otro, y si es bebedor, añadirá más copas.

Cómo saber si se tiene adicción al azúcar

Si tienes con frecuencia algunos síntomas siguientes, es muy probable que seas adicto al azúcar:

● Antes de 2 horas después de una comida, sientes necesidad de volver a comer algo.

- Tienes cambios de humor con frecuencia, pasando de euforia y estar alegre, a triste e irritable.
- A veces sientes como mareos y debilidad.
- Buscas en la casa algún dulce para comerlo entre horas.
- Tienes dificultad para concentrarte y tienes que acudir a tomar café, té o chocolate o fumar un cigarrillo o tomar una bebida alcohólica.
- Tienes frecuentes olvidos como no saber dónde has dejado las llaves u olvidas lo que tienes que comprar cuando vas al mercado.
- Prefieres tomar de postre algo dulce.

Para confirmar si tienes problemas con el azúcar, se puede hacer un análisis de glucosa en la sangre. Pero no vale la determinación ordinaria de la glucosa en la sangre recogida por la mañana en ayunas. Cuántas veces me han dicho "yo no tengo problemas con el azúcar, porque me han hecho una analítica y está normal". Es cierto, pero no nos sirve. Veamos por qué.

Los análisis de sangre suelen hacerse por la mañana y en ayunas. Si uno es muy goloso e incluso en la cena de la noche anterior ha consumido dulces y abundantes carbohidratos de índice glucémico alto, tendrá picos altos de glucosa (hiperglucemia) que activarán la secreción de insulina por el páncreas, lo que producirá un bajón de su nivel unas 2 horas después (hipoglucemia reaccional). Ante estos bajones del nivel de glucosa, el páncreas segrega otra hormona contrapuesta a la insulina, que es el glucagón que descompone el glucógeno del hígado en glucosa para llevarle a valores normales. De manera que cuando te sacan la sangre por la mañana, está en valores normales (80-110 mg/dl) si no eres diabético, ya que en éstos sí daría un valor alto.

Hay otro modo de saber si tienes problemas con el azúcar y es un análisis de glucosa que es más decisivo y que también se hace a los diabéticos para conocer el nivel medio de la glucemia en los dos últimos meses. Se trata de determinar el valor de la llamada hemoglobina glicosilada. Cuando se producen picos altos de glucosa en la sangre, esta se une a la hemoglobina que se encuentra en los glóbulos rojos (hematíes) y forma la hemoglobina glicosilada (HbA1c). Como los hematíes tardan en destruirse (vida media unos 110 días), la hemoglobina glicosilada es un parámetro que determina el nivel medio de la glucosa que se ha tenido en la sangre a lo largo de los dos meses anteriores al análisis. (ver en la Parte II, Glicación)

Se consideran normales los valores de HbA1c inferiores a 6. si se toman exceso de azúcar o carbohidratos de índice glucémico alto, dará un valor superior a 6 y también si se es diabético.

Antes se consideraban normales los comprendidos entre 6,5 y 7,0. Pero estudios recientes los consideran excesivos. Por ejemplo, con HbAc1 de 6,5, se multiplican por 5 los casos de retinopatía, y con 7,0, pueden ser 10 veces más.

CÓMO SALIR DE LA ADICCIÓN

En todas las adicciones el subconsciente ha grabado una especie de programa para que, mientras esté presente la sustancia adictiva se activen los neurotransmisores como la serotonina y la dopamina, que son las hormonas de la felicidad, de bienestar y de la actividad y la motivación. Pero cuando la sustancia adictiva desaparece, el subconsciente avisa y te impulsa a volverla a tomar, de lo contrario te sentirás muy mal (síndrome de abstinencia), y el adicto obedece, y así se establece un círculo vicioso. El subconsciente es el que manda y el adicto ha perdido la libertad a decidir.

El célebre médico y naturópata Andreas Moritz (1) que ha tratado a diversas personalidades internacionales, dice que detrás de cada adicción hay un deseo no cumplido, muchas veces olvidado o desconocido. Otras veces una frustración, el estrés o el entorno en que te encuentras, puede ser el origen de una adicción.

Según A. Moritz el fracaso de los intentos de dejar una adicción, se debe a que el subconsciente sigue mandando y continúas sin recuperar tu propia libertad de decidir y ante el gran esfuerzo por vencer el síndrome de abstinencia, vuelves a recaer. Mientras no recuperes esta capacidad de decidir y sea el subconsciente el que domine, no podrás abandonar definitivamente la adicción., Para abandonar la adicción, tu consciente debe decidir en el momento crítico, si lo hace o no lo hace. De este modo se traslada la decisión del subconsciente al consciente. Esta libertad de decisión consciente te devuelve tu autoestima y autovaloración que habías perdido con la adicción.

La adicción al azúcar tiene dos cualidades que la diferencian de otras adicciones. Una es que no es tan fuerte, lo hace en menor grado y que el tiempo de abstinencia es más corto y menos intenso. Otra es que la sustancia adictiva no es extraña a nuestro cuerpo, sino que es un nutriente esencial, la glucosa, que es el combustible para que las células produzcan la energía que necesitan.

---

(1) Moritz, Andreas. "Los secretos eternos de la salud". Ediciones Obelisco, S.L. Barcelona 2013.

En realidad, lo que produce la adicción son los frecuentes picos en el nivel de la glucosa sanguínea (hiperglucemia) seguido al poco tiempo de un bajón de la misma a valores inferiores al normal (hipoglucemia) con los conocidos síntomas de abstinencia. Estas fluctuaciones del nivel de la glucosa en la sangre a lo largo del día son las características de la adicción al azúcar.

Es evidente que las neuronas y el resto de las células de nuestro cuerpo necesitan glucosa (azúcar) para su buen funcionamiento, pero hay que evitar que proceda de azúcar o de otros carbohidratos de absorción rápida, es decir de índice glucémico alto (ver Cuadro 1), ya que la llegada brusca de glucosa a la sangre produce un repentino aumento de la glucemia, seguida de una fuerte descarga de insulina, que termina bajando ésta a valores inferiores al normal (hipoglucemia reaccional), como se puede ver en la Figura 4.

Lo más conveniente es acudir a otra fuente de carbohidratos de absorción más lenta (índice glucémico bajo), para que no se produzcan esas fuertes fluctuaciones del nivel de la glucosa en la sangre.

Paso a seguir para acabar con la adicción al azúcar

Estos pasos están basados en las que A. Moritz recomienda para abandonar cualquier tipo de adicción:
- Tener la decisión firme de querer dejar la adicción
- Escoger el momento propicio para hacerlo, evitando situaciones en que haya preocupaciones, estrés, ansiedad, depresión, etc.

• Abstenerse de tomar dulces o carbohidratos de índice glucémico alto (ver Cuadro 1). Pero es conveniente que haya dulces en el hogar. Cuando se sienta el síndrome de abstinencia hay que decirse a uno mismo, "ahora tengo ganas de tomar algo dulce y tengo la libertad de decidirlo, y podría hacerlo, sin embargo, como mando yo y no el subconsciente, digo que no". Beber un vaso de agua o acudir a hacer algo, ayuda a vencer la abstinencia.

• Conviene pensar en los beneficios para nuestra salud, previniendo algunas enfermedades importantes, como hemos citado al principio, incluyendo el cáncer.

Siguiendo estos pasos algunas personas pueden dejar la adicción en una semana y otras tardan algo más.

Después de acabar con la adicción no quiere decir que en lo sucesivo haya que abstenerse permanentemente de tomar cualquier dulce. Se puede hacer esporádicamente en alguna Fiesta o celebración, pero siempre tomando la decisión tú mismo y no el subconsciente. Pronto comprobarás que ya el dulce no te atrae como antes, que no contemplas con avidez los escaparates de las pastelerías y que después de comer no tomas un postre dulce, como un flan, un trozo de tarta, pasteles, arroz con leche, natillas, etc., y los sustituyes sin problemas por una infusión sin azúcar.

Una vez más queremos insistir en que el azúcar no es una sustancia cancerígena, sino un nutriente necesario cuando se convierte lentamente en glucosa. El problema reside cuando se toma en exceso y aumentan rápidamente los niveles de glucosa en la sangre. Estas fluctuaciones frecuentes y duraderas son las que sirven como alimento de posibles células cancerosas

Cómo bajar los picos altos de glucemia

Lo que realmente perjudica para la salud y lo que es un factor de riesgo para algunas enfermedades graves incluido el cáncer, es que se produzcan picos en los niveles de glucosa en la sangre (hiperglucemias) con frecuencia y de modo continuado en el tiempo, seguidos de una fuerte secreción de insulina por parte del páncreas (hipoglucemia reaccional). Por consiguiente debemos evitar que se produzcan estas alteraciones de la glucemia debido a la toma de azúcar o carbohidratos de índice glucémico elevado. Veamos como:

Naturalmente, lo primero es restringir o suprimir el consumo de azúcar refinada, glucosa o dextrosa, jarabe de maíz, jarabe de glucosa, bollería, repostería, pan blanco, arroz blanco, patatas y los productos fermentados o elaborados con harinas refinadas. En resumen, los que tienen un índice glucémico alto (por encima de 55). No obstante, no sólo hay que tener presente el índice glucémico (que está determinado tomando una ración alimenticia que contenga 50g de carbohidratos), sino lo que es más significativo, la carga glucémica, que relaciona el índice glucémico y la cantidad de carbohidratos que se toma en cada ración.

$$\text{Carga glucémica} = \frac{\text{IG x g de carbohidratos}}{100}$$

Por ejemplo, la sandía tiene un índice glucémico alto (72) pero su contenido en carbohidratos es bajo (4%). Por eso, si tomamos una raja de sandía de 200g, la carga glucémica sería baja 5,76 (por debajo de 10 es normal) y elevaría poco la glucemia. En cambio, el pan blanco tiene un índice glucémico de 70 y si tomamos una rebanada de 50g, la carga glucémica sería de 14,00 porque el pan tiene el 40% de carbohidratos, lo que elevaría la glucemia bastante más que la sandía. Por eso es conveniente no sólo restringir los alimentos con un IG alto sino también la ración que tomamos, es decir la carga glucémica.

La fibra alimentaria reduce el nivel de la glucemia de los alimentos que contienen carbohidratos y que se toman conjuntamente con ella. Lo hace de dos modos. Por un lado retarda su digestión con lo que endentece su absorción y por otro bloquea parcialmente su absorción, reduciendo la cantidad absorbida. Son ricos en fibra las verduras, las legumbres, las algas, los frutos secos y algunas frutas (manzanas, naranjas, albaricoques, plátanos, fresas, membrillo...) y los cereales integrales. Por eso, los alimentos ricos en fibra se les recomienda a los diabéticos.

Las grasas y aceites retardan el vaciamiento del estómago (se tarda más en hacer la digestión), de manera que enlentecen la absorción de los carbohidratos que se tomen conjuntamente. De todas formas no se debe abusar de las grasas especialmente de las saturadas o de las trans porque son dañinas.

Las proteínas (carnes, embutidos, pescados, quesos...) también retrasan las absorción de los carbohidratos. Pero hay que tener cuidado porque la presencia de aminoácidos en la sangre procedentes de las proteínas, activan las células beta del páncreas para que segreguen insulina. Hay estudios que demuestran que 125g de carne picada producen una descarga de insulina igual que 125g de glucosa. Por ello no es muy recomendable acudir a este procedimiento.

La actividad física también contribuye a reducir el nivel de glucosa en la sangre. Durante el ejercicio los músculos consumen más glucosa con lo que disminuye la que hay en la sangre. Este efecto continúa también después del ejercicio porque la glucosa de la sangre pasa a restituir el glucógeno (reserva de glucosa) del hígado y de los músculos que se gastado. Por eso a los diabéticos que tienen hiperglucemia se les recomienda que hagan ejercicio.

Otos factores

La cocción (temperatura + tiempo) de los alimentos que contienen carbohidratos incrementa la glucemia porque las largas moléculas de éstos (almidones) se rompen en fragmentos más pequeños que son más fáciles de digerir. Los alimentos crudos tienen un índice glucémico más bajo que los mismo cuando se cuecen. Por ejemplo, las zanahorias cocidas aumentan más la glucemia que las crudas. La pasta italiana "al dente" eleva menos la glucemia que la más cocida. También la fermentación que descompone los almidones, facilita su absorción y con ello incrementa la glucemia. Del mismo modo se comportan los alimentos muy triturados y los disueltos en agua. Los zumos de frutas suben más la glucemia que la fruta entera.

ALTERNATIVAS AL AZÚCAR

Para los que sean golosos y no puedan prescindir del sabor dulce, hay otros endulzantes en el mercado que pueden consumir. Sin embargo, no todos los endulzantes son buenos para la salud. A continuación hacemos un análisis de los mismos señalando los pros y los contra que tienen cada uno para nuestra salud.

AZÚCAR BLANCO (Sacarosa). Es el azúcar común de uso generalizado. Químicamente es un disacárido, cuya molécula está formada por dos monosacáridos: glucosa y fructosa.

Se obtiene de la caña de azúcar y de la remolacha azucarera. Mediante un proceso químico el zumo de estos vegetales se somete a un tratamiento de refino y purificación para obtener una sustancia blanca y cristalina que es 100% sacarosa. En este proceso se eliminan todas las vitaminas, minerales y oligoelementos que tenía el zumo original. Así tenemos un producto que aporta calorías (4kcal/g), pero son "calorías vacías".

En la digestión del azúcar (sacarosa), las enzimas digestivas liberan glucosa y fructosa, que son absorbidas rápidamente; por eso tiene un índice glucémico alto (66). La glucosa tiene un índice glucémico máximo (100), porque es el que se toma como referencia para calcular el índice glucémico. En cambio la fructosa tiene un índice glucémico bajo (23), pero tiene otros efectos perjudiciales para la salud como luego veremos.

El azúcar blanco no sólo es el que compramos en el mercado o el que tienen la bollería y la respostería, sino que es un aditivo de muchos productos industriales que ni siquiera lo notamos.

El azúcar blanco consumido en exceso es un riesgo importante de muchas enfermedades incluido el cáncer como detallamos en TRASTRONOS Y ENFERMEDADES RELACIONADAS CON EL AZÚCAR.

AZÚCAR MORENO. Es el mismo azúcar blanco al que se le ha añadido una pequeña cantidad de la melaza de la caña de azúcar para darle color. Pero tiene todavía un 85% de sacarosa y sólo una mínima cantidad de vitaminas y minerales. Tiene el mismo índice glucémico que el azúcar blanco (66). Por tanto, no es recomendable su consumo.

PANELA O MOSCABADO. Se obtiene del jugo de la caña de azúcar. Se calienta éste hasta obtener una melaza densa que se deja enfriar y solidificar y generalmente se muele. El moscabado es similar a la panela. Como no está sometido a ningún proceso químico de refinamiento y purificación, conserva las vitaminas y minerales del jugo de la caña de azúcar, es el más recomendado de todos los tipos de azúcar. Sin embargo sigue teniendo un índice glucémico alto (65), por lo que hay que tomarlo con mucha moderación para que no produzca los picos de hiperglucemia.

Los enfermos diabéticos y a los que se les haya diagnosticado cáncer, deben prescindir de todos estos tipos de azúcar.

GLUCOSA O DEXTROSA. Químicamente es un monosacárido (carbohidrato simple) que se encuentra libre en las frutas y algunos jarabes. Pero que también se encuentra en los mercados en forma purificada. Cuando está libre no necesita enzimas para su digestión, se absorbe rápidamente y produce picos de hiperglucemia. Su índice glucémico es 100, que es el que se toma como referencial para calcularlos. Pero además la glucosa forma parte de muchos carbohidratos. La sacarosa está formada por una molécula de glucosa y fructosa. La lactosa por glucosa y galactosa, y la maltosa por dos moléculas de glucosa. También forma parte de grandes moléculas de polisacáridos como el glucógeno y los almidones o féculas, constituidos por cientos de unidades de glucosa. Sin embargo si estas moléculas grandes no se rompen por calentamiento, fermentación u otros procesos químicos, su absorción es lenta y no originan picos altos de glucemia. No son recomendables los alimentos que contengan glucosa libre o que forme parte de moléculas pequeñas como disacáridos u oligosacáridos.

FRUCTOSA. Es un carbohidrato simple (monosacárido) y a igual que la glucosa se absorbe rápidamente, pero tiene un metabolismo distinto. Después de su absorción, la glucosa va a la sangre, mientras que la fructosa se metaboliza en el hígado. Por eso no eleva la glucemia y tiene un índice glucémico bajo (23). Esta era el motivo por el que hace algunos años se le recomendaba erróneamente a los diabéticos, que podían endulzar con fructosa sin problemas. Ahora se ha visto que la fructosa perjudica a los diabéticos. Casi la totalidad de la fructosa se transforma en grasa y además aumenta la resistencia a la insulina y produce la glicación de las proteínas.

La fructosa se encuentra de modo natural en las frutas, pero ésta no crea problemas porque va acompañada de fibra que reduce su absorción y de minerales. No obstante algunas frutas como el plátano y los dátiles son ricos en fructosa. En la molécula del azúcar común (sacarosa), la mitad es fructosa y la otra glucosa. El jarabe de maíz alto en fructosa tiene el 80% de este azúcar. También contienen fructosa la miel y el jarabe de agave, así como algunos medicamentos en forma de jarabe. A esto hay que sumar el que venden refinado en los mercados como fructosa pura.

Los expertos consideran que una cantidad moderada es bien tolerada por nuestro cuerpo. El consumo de fructosa debe ser inferior a 25g diarios. Cuando se sobrepasa este límite surgen los problemas. Según las estadísticas, la dieta media de fructosa en los países occidentales supera notablemente este límite.

Un consumo excesivo de fructosa mantenido en el tiempo aumenta el riesgo de sufrir algunas de las siguientes enfermedades:

- Sobrepeso y obesidad. Ya hemos dicho que la fructosa se transforma en grasa, pero además inhibe la acción de la leptina, que es la hormona de la saciedad, con lo que siempre se tiene ganas de comer (no se sacia) y especialmente dulces.
- Diabetes. Además de formar depósitos de grasa aumenta la resistencia a la insulina y la glicación.
- Hígado graso. Aproximadamente el 30% de la población tiene el hígado graso y la mayoría lo desconoce. El exceso de fructosa es una de las causas de acumulación de grasa en el hígado, lo que puede originar cirrosis y terminar en cáncer hepático.
- Enfermedades cardiovasculares. Aumenta los triglicéridos (grasas) y las proteínas de baja densidad LDL (malas). Además la fructosa tiene más capacidad de unirse a las LDL que la glucosa. Esta unión que se llama glicación inactiva a las proteínas para que ejerzan su función, y en el caso de la LDL facilita su oxidación y con ello la formación de ateromas y el endurecimiento de las arterias.
- Hipertensión. El exceso de la fructosa inhibe la dilatación de los vasos sanguíneos y obliga al corazón a aumentar la presión para que la sangre pueda circular por unas arterias y venas más estrechas.
- Gota. Está demostrado que la fructosa incrementa la producción de ácido úrico en el hígado. Una mayor proporción de las purinas se descompone formando ácido úrico en vez de urea.

- Síndrome metabólico. Consiste en una serie de síntomas caracterizados por hipertensión, aumento del volumen del abdomen, colesterol LDL (malo) alto y HDL (bueno) bajo y aumento de los triglicéridos. Este cuadro es muy perjudicial para la salud y puede producir diabetes tipo 2, cardiopatías y afectación del sistema nervioso.
  - Envejecimiento acelerado. La fusión de la fructosa con las proteínas (glicación), aunque también lo hace la glucosa, afecta además al colágeno y a la elastina que se vuelven más rígidos y menos flexibles, apareciendo arrugas en la piel. Este proceso también afecta a todas las células reduciendo su funcionalidad y acelerando el envejecimiento.
  - Cáncer. Además del posible cáncer de hígado ya citado por progresión de la cirrosis en el hígado graso no tratado, estudios recientes han relacionado el consumo excesivo de fructosa con una rápida evolución del cáncer de páncreas.
  - Cálculos renales. Hay diversos estudios que demuestran que la toma de exceso de fructosa es un factor de riesgo de formación de cálculos renales.

JARABE DE MAíZ. Para dar salida al excedente de maíz, los países productores elaboraron un edulcorante procedente del almidón de este cereal en la década de 1970. El almidón contiene más de 1.000 moléculas de glucosa en su larga cadena ramificada enlazadas químicamente. Por hidrólisis se rompe esta cadena y se liberan las moléculas de glucosa. Posteriormente la mayor `parte de la glucosa, por un proceso químico, se transforma en fructosa. Así se obtiene el jarabe de maíz alto en fructosa, que contiene el 20% de glucosa y el 80% de fructosa. Este jarabe endulza más que el azúcar y es más barato, por lo que a partir del año 1980 ya se había extendido su uso por todo el mundo. Se emplea para endulzar la mayoría de las colas y refrescos, zumos de frutas, confituras, postres, mermeladas, productos horneados y panificados, yogures, barritas de cereales, etc. También se usa en muchos jarabes para la tos y en otros medicamentos líquidos.

Estudios científicos han relacionado el consumo extensivo del jarabe de maíz alto en fructosa con un incremento notable de casos de sobrepeso, obesidad, diabetes y enfermedades cardiovasculares.

Como en el jarabe de maíz están libres la glucosa y la fructosa, se absorben rápidamente en el intestino. La glucosa produce picos de glucemia y la fructosa, aunque no eleva la glucemia, origina otros efectos perjudiciales, como ya hemos detallado anteriormente.

A veces en el etiquetado no figura con su nombre sino con el nombre genérico de "azúcares" o bien de "azúcar invertido" o "jarabe de glucosa".

JARABE O SIROPE DE AGAVE. Es un jugo vegetal dulce que se obtiene de una especie de cactus (cactus azul o agave), originalmente procedente de México. Tiene un poder edulcorante mayor que el del azúcar y un sabor agradable parecido a la miel. Su índice glucémico es bajo (15-20), por lo que no eleva la glucemia. Pero no obstante no es recomendable para obesos y diabéticos por su alto contenido en fructosa que puede llegar al 70% en los preparados comerciales refinados. Se recomienda tomarlo con moderación y de calidad garantizada.

Contiene inulina que estimula el tránsito intestinal de los alimentos, beneficia nuestra flora intestinal y facilita la absorción intestinal de calcio y magnesio.

También contiene <u>flavonoides</u> y <u>saponinas</u> con propiedades anticáncer y antioxidantes.

Pero todo esto sólo se encuentra en el agave oscuro sin refinar, no en la mayoría de los preparados comerciales dorados (muy refinados)

No aguanta la cocción a altas temperaturas, por lo que no se puede usar en algunas recetas de repostería.

Su alto contenido en fructosa, especialmente el agave refinado, presenta todos los inconvenientes de la fructosa descritos anteriormente para la fructosa, por lo que se aconseja consumirlo con moderación y responsabilidad.

MIEL. Es un producto dulce elaborado por las abejas a partir del néctar de las flores. Tiene una composición compleja. Contiene principalmente fructosa (28-44%), glucosa (22-40%), agua (14-22%), otros carbohidratos (3-20%) y pequeñas cantidades de vitaminas, minerales, enzimas, hormonas, aminoácidos, ácidos orgánicos, antioxidantes y cera.

La miel aporta muchas calorías (100g, 305kcal.) y tiene un índice glucémico variable y alto (60-80). Pero hay algunas mieles que lo tienen más bajo, como la de la acacia y manuka, que sólo llega a 32. Por eso, algunos han recomendado estas mieles para endulzar a los diabéticos, pero es erróneo porque estas mieles son muy ricas en fructosa y ésta es perjudicial para los enfermos diabéticos.

Deben evitar el consumo de miel en los casos de: sobrepeso, obesidad, diabetes, colesterol alto, hipertensión arterial, triglicéridos altos y gota.

No tienen que tomar la miel las personas alérgicas al polen, ya que la miel puede contener trazas de polen de diversas plantas.

Tampoco se les debe dar miel a niños menores de 1 año por el riesgo de contraer <u>botulismo infantil</u>, una enfermedad infecciosa muy grave. La bacteria causante de esta enfermedad, *Clostridium botulinum*, se encuentra en los terrenos en forma de espora para protegerse del medio ambiente adverso y en este estado de letargo puede mantenerse durante años. Sólo cuando encuentra condiciones propicias, es decir nutrientes y ausencia de oxígeno (son anaeróbicas), pasan al estado vegetativo, se multiplican y producen la <u>toxina botulínica</u>, que es la que origina la enfermedad. Las esporas y la propia bacteria son inocuas. Las esporas que hay en la tierra al remover ésta y el efecto del viento, contaminan el ambiente y las plantas, y de este modo pasan a la miel. Ésta no es un medio adecuado para que crezca la bacteria, de modo que permanece en forma de espora inactiva. En los adultos y niños mayores de 1 año, la alta acidez de su estómago destruye totalmente las esporas del Clostridium botulinum, pero en el caso de los bebés su estómago segrega poco ácido, porque todavía no ha desarrollado sus funciones digestivas y entonces las esporas pasan a la forma vegetativa y producen la toxina botulínica.

La miel debe consumirse con moderación por su alto contenido en fructosa y glucosa y siempre que esté poco procesada y que sea de garantía. La mayoría de las mieles comercializadas ha sido sometidas a un proceso de refinado y a altas temperaturas, lo que les ha desprovisto de los elementos esenciales y nutritivos, convirtiéndolas en un simple jarabe de fructosa y glucosa, eso sí, de sabor dulce y aspecto atrayente (dorado).

SIROPE DE YACÓN. Yacón es una planta que crece de modo natural en los Andes templados. Su raíz tiene un sabor dulce, algo mayor que el del azúcar y un índice glucémico muy bajo(1), por lo que es adecuado para diabéticos y dietas de adelgazamiento. No contiene carbohidratos en forma de almidón sino *inulina* (prebiótico).

La fibra y la inulina que contiene son beneficiosos para el estreñimiento. El sirope de yacón reduce los niveles de colesterol, facilita la absorción del calcio, fortalece el sistema inmunitario y contiene vitaminas del complejo B.

El inconveniente es que es caro y difícil de encontrar, por lo que no es recomendable.

SIROPE DE ARCE. Es un árbol que crece en América del Norte, muy abundante en Canadá. Figura en la bandera de este país. La savia de arce es muy dulce, contiene azúcar (sacarosa), por eso su índice glucémico es alto, de 55-65. Es rico en minerales como el zinc, hierro, calcio, magnesio y potasio. No es recomendable usarlo con frecuencia por su contenido en azúcar.

AZÚCAR DE COCO. Se obtiene del néctar de las flores de la palmera cocotera. Este néctar se calienta para evaporar el agua, obteniéndose un producto parecido al azúcar moreno. Tiene un poder edulcorante similar al del azúcar, pero su índice glucémico es mas bajo (35). Contiene vitaminas del complejo B, minerales como potasio, zinc y hierro, además de aminoácidos (especialmente glutamina). Su uso es recomendado, aunque tiene el inconveniente de su alto precio. Si se usa debe ser de garantía, porque algunos están adulterados con azúcar moreno para bajar el precio.

MELAZAS DE CEREALES. Es el producto obtenido cuando los granos de cereales se someten a un proceso de fermentación con microorganismos. No se deben confundir con las melazas de la caña de azúcar o de remolacha que no están fermentadas. En el proceso de fermentación se producen otros nutrientes, como vitaminas y antioxidantes y se hace más digerible su contenido. Pero al mismo tiempo la gran molécula de almidón se fragmenta dando lugar a azúcares y oligosacáridos que elevan la glucemia y tienen un índice glucémico alto. Su poder edulcorante es aproximadamente la mitad del azúcar. Por todo ello y a pesar de ser muy nutritivas, no es recomendable abusar de su consumo.

REGALIZ (glycyrrhiza glabra). Es una planta de origen europeo. Se usa la raíz que es muy dulce (más que el azúcar). Tiene propiedades antioxidantes, antidiuréticas, relajante muscular, antiespasmódicas, estimulante inmunológico, antiulceroso, antiinflamatorio, antitumoral, expectorante y protector del hígado. Se emplea para el tratamiento de las hepatitis virales.

Inconvenientes. Las dosis altas originan pérdidas importantes de potasio y aumento de la reabsorción de sodio, lo que origina edemas, aumento de la tensión arterial y problemas cardíacos. También activa la producción de estrógenos, lo que puede ser beneficioso para la mujer en la menopausia, además puede aumentar el riesgo de cáncer de mama. Está contraindicado en la hipertensión arterial, diabetes, hipertiroidismo, embarazo y lactancia. Por todo ello no es recomendable su uso como edulcorante y sólo para tomarlo ocasionalmente.

SORBITOL (E-420). Es un polialcohol que se encuentra de modo natural en algunas frutas, como peras, manzanas, melocotones y fresas, en las algas rojas y en pequeña cantidad en diversas plantas. Pero el sorbitol que utiliza la industria alimentaria, farmacéutica y que se comercializa, procede de la glucosa. Se utiliza principalmente para dar suavidad al dulzor del azúcar y como humectante. Lo pedemos encontrar en toda clase de dulces, en chicles, caramelos, jarabes, bebidas, comprimidos, etc.

Previene las caries dentales porque las bacterias de la boca no pueden metabolizar el sorbitol. No elevan la glucemia y aportan sólo 2,4 kcal/g.

Su absorción intestinal es lenta, y cuando se sobrepasan los 20g en el adulto y menos en los niños puede producir diarrea.

Como no afecta prácticamente a la glucemia antes se le recomendaba a los diabéticos. Pero ahora se sabe que su uso frecuente es una de las complicaciones graves que puede sufrir un diabético. Una vía metabólica secundaria de la glucosa en el interior de las células es la conversión de parte de la glucosa en sorbitol, mediante la enzima *aldosa reductasa* y seguidamente la descomposición del sorbitol en fructosa, mediante otra enzima, la *polioldeshidrogenasa.* Así la fructosa sale fuera de las células. Esta es la fisiología normal. Pero cuando hay demasiada glucosa o está debilitada la enzima que descompone el sorbitol, se produce una acumulación de éste dentro de las células (las membranas son impermeables al sorbitol) y surgen los problemas. Esta es una de las complicaciones graves que pueden padecer los enfermos diabéticos, pero también los que abusan del azúcar y de los ducles en general. Cuando esto ocurre, el sorbitol se acumula en el cristalino del ojo y lo va volviendo opaco (cataratas) y también afecta a los nervios periféricos, a las papilas renales, a los vasos sanguíneos y a las células beta del páncreas (productoras de insulina).

Por todo ello el sorbitol no es recomendable salvo que se tome en pequeña cantidad y ocasionalmente.

ESTEVIA. Es un arbusto originario de Sudamérica, aunque hoy día se cultiva en otros países. Los indios americanos ya han utilizado desde hace muchos años las hojas de estevia por su sabor dulce. Su dulzor es 15 veces superior al del azúcar, pero tiene una tonalidad gustativa ligeramente diferente. En el siglo XVI fue estudiada por el botánico español Pedro Jaime Esteve y dos siglos después por el botánico también español José Cabanilles, que le dio el nombre de estevia en honor a Esteve. Por eso se debe escribir estevia y no stevia que es la denominación inglesa. Hay diversas especies de estevia pero sólo las hojas de la Stevia *rebaudiana bertoli* son las que tienen sabor dulce.

La estevia integral, es decir las hojas pulverizadas, son ricas en minerales como magnesio, zinc y selenio, y vitaminas principalmente B2 y B3. Su poder edulcorante se debe al componente *esteviósido*. No contiene azúcar, no aporta calorías y su índice glucémico es 0. No sólo no eleva la glucemia, sino que la regula porque activa las células beta del páncreas, que son las secretoras de insulina. Esto es importante para los diabéticos tipo 2 a los que todavía les funcionan estas células. También tiene un efecto protector del hígado y combate los microorganismos patógenos. Estudios más recientes ha comprobado que las personas hipertensas que toman más de 3 meses la estevia, obtienen una reducción significativa de su tensión arterial. Los nutricionistas recomiendan la estevia a cualquier persona, pero especialmente a los diabéticos tipo 1 y tipo 2, a los obesos y a los que hacen dietas de adelgazamiento.

En el mercado se puede encontrar la estevia en polvo, como extracto acuoso (gotas) y en forma de comprimidos. Pero hay que tener cuidado porque algunas contienen sólo una pequeña cantidad del principio activo esteviósido y a veces mezclado con otros edulcorantes no recomendados. Hay que leer la etiqueta y elegir una marca de garantía.

La HPSA (Autoridad Europea de Seguridad Alimentaria) y la OMS ya han autorizado la estevia para comercializarla como edulcorante.

XILITOL (E-967). Es un polialcohol natural y su molécula es parecida al de la glucosa. Se encuentra en pequeña cantidad en algunas frutas y verduras, como las fresas, las frambuesas, los arándanos y la coliflor. También está presente en el maíz y la corteza de algunos árboles como el abedul. Nuestro cuerpo lo produce en pequeña cantidad. El Xilitol que se comercializa procede del maíz y del abedul, aunque se debe elegir el del abedul porque el de maíz puede ser transgénico.

Su dulzor es parecido al del azúcar y tiene el mismo poder endulzante. Aporta pocas calorías (2,4 kcal/g) y su índice glucémico es bajo (7). No necesita insulina para su metabolismo, por lo que es recomendable para los diabéticos. Tampoco modifica el sabor de los alimentos a los que se añade, aunque no es válido para los productos horneados y los sometidos al calor.

Beneficios del xilitol:

• No eleva la glucemia y aporta pocas calorías, por lo que es recomendado para diabéticos y dietas de adelgazamiento.

• Inhibe el crecimiento de la bacteria *Streptococcus mutans*, causante de las caries, la gingivitis y la placa dental.

• Reduce el riesgo de candidiasis.

• En el intestino se une al calcio y al magnesio para facilitar su absorción, lo que protege el esmalte dental y previene la osteoporosis. También ayuda a la absorción de las vitaminas del complejo B.

• Refuerza el sistema inmunitario.

• Reduce el riesgo de infección de los oídos (otitis) y de los senos nasales.

• Aumenta la producción de colágeno contribuyendo a que se tenga una piel más saludable y a evitar el envejecimiento.

Inconvenientes del xilitol:

El único inconveniente que se conoce es que si se toman más de 40-50g diarios (depende de las personas) y menos cantidad en los niños, tiene un efecto laxante provocando diarrea y trastornos gastrointestinales. Para evitar este efecto se puede reducir la dosis combinándolo con la estevia, así se consigue hacer más agradable el sabor dulce de la estevia y que no tenga su efecto laxante.

En los perros la administración de alimentos que contengan xilitol puede ser peligrosa. El metabolismo del perro confunde el xilitol con la glucosa (son moléculas parecidas), lo que hace que su páncreas segregue insulina que haría bajar demasiado el nivel de glucosa en la sangre, es decir una hipoglucemia profunda que le podría llevar al coma.

El xilitol se añade a muchos alimentos, la mayoría de las veces junto a otros edulcorantes. Entre ellos están los chicles, los caramelos, bebidas de menta, dentríficos, enjuagues bucales, jarabes y comprimidos.

Los nutricionistas recomiendan como edulcorantes más seguros la estevia y el xilitol de abedul.

EDULCORANTES SINTÉTICOS

La necesidad de disponer de unos endulzantes que no fueran calóricos ni elevaran la glucemia en la sangre, para que pudieran usarlos los enfermos diabéticos y los que hacían dietas de adelgazamiento, llevó a la industria alimentaria a investigar este tipo de sustancias. Los edulcorantes sintéticos o artificiales se obtienen a partir de diversas sustancias mediante tratamientos químicos para eliminar su toxicidad o intensificar su sabor dulce. Después de ensayos en animales y luego en humanos, las Administraciones de Medicamentos y Alimentos estatales revisan cuidadosamente éstos y deciden su autorización para que se puedan comercializar. Entonces les asignan código y determinan la Ingesta Diaria Recomendada (IDA). Una de estas Administraciones es la FDA de EE.UU y otra la EFSA de la Unión Europea. También se atiende a los informes de la OMS. Estas Administraciones hacen una vigilancia y control de los edulcorantes autorizados, por si con el uso extensivo a lo largo del tiempo, pueden presentarse efectos secundarios perjudiciales para la salud.

Con la aparición de los edulcorantes sintéticos se han ido promocionando y comercializando numerosos productos "light", "sin azúcar" y recientemente "cero" o "zero", para los diabéticos y para cualquier persona que no quiera engordar.

Desde hace años hay una gran controversia en torno a los edulcorantes sintéticos. Hay estudios que ponen de manifiesto diversos efectos secundarios perjudiciales, mientras que otros no les han encontrado nada perjudicial. Sin embargo hay que hacer notar que la mayoría se han realizado en animales de laboratorio y a dosis más altas que las recomendadas. No obstante, conviene recordar que los edulcorantes sintéticos son sustancias no naturales que ingresan en nuestro cuerpo y que están fuera de la fisiología normal. Nuestro organismo tiene que hacer un esfuerzo para deshacerse de ellos y eliminarlos.

El Dr. Rober Lusting, prestigioso neurocirujano de la Universidad de California, afirma: "No hay duda que el consumo de refrescos light está asociado a la diabetes, pero no sabemos si son la causa o el efecto."

Andreas Moritz (1), famoso nutricionista internacional y muy conocedor de la Medicina tradicional oriental, escribe: "Además de causar obesidad y depresión, los edulcorantes se asocian a fenómenos de insomnio, jaqueca, mareos, pérdida de memoria, náuseas, síndrome premenstrual, ataques de pánico, crisis epiléptica e incluso el estímulo excesivo de las glándulas mamarias con resultado de cáncer de mama.

El prestigioso y experimentado diabetólogo Dr, Gabriel Cousens (2) recoge los estudios realizados sobre edulcorantes artificiales: "El aspartamo produce el surgimiento de la diabetes clínica, provoca un control de la glucemia deficiente en los diabéticos que consumen insulina o medicamentos orales, causa convulsiones y agrava las complicaciones diabéticas, como retinopatía, cataratas, neuropatía y gastroparesis."

---

(1) Andreas Moritz. "Los secretos eternos de la salud", pág. 612. Editorial Obelisco. Barcelona 2013

(2) Gabriel Cousens. "Hay una cura para la Diabetes", pág. 256. Editorial Siro, S.A. Málaga 2014.

Hay varios estudios que ponen de manifiesto que los edulcorantes sintéticos no sólo no adelgazan, sino que hacen ganar peso. La razón que dan es que como no aportan energía, el cerebro manda una señal para que se comen productos energéticos, es decir que se coma más (abren el apetito). El resultado es un abuso de dulces y carbohidratos refinados y en consecuencia un aumento de peso. Por otra parte, cuando las papilas gustativas de la boca detectan el dulzor de los edulcorantes sintéticos, lo confunden con el del azúcar, envían una señal al páncreas para que se disponga a segregar insulina. Pero al no encontrar en la sangre una elevación de la glucosa, la insulina actúa sobe la existente y rebaja su nivel (hipoglucemia). Entonces las células desprovistas de esa fuente de energía, reclaman más comida, lo que lleva también a un aumento de peso.

SACARINA (E-954). Es el primer edulcorante sintético que se comercializó. Es un producto que se obtuvo por síntesis química en 1879, pero no fue autorizada su comercialización hasta principios del siglo XX. Su poder edulcorante es 300 veces mayor que el del azúcar, no aporta energía y su índice glucémico es cero. Por eso se utiliza en multitud de productos como pastas de dientes, medicamentos, alimentos dietéticos, refrescos Light, chicles, diversas galletas y sobres, gotas o pastillas de mesa...

Como deja un regusto amargo, se suele combinar con otros edulcorantes como el ciclamato para eliminarlo.

En 1977 saltó la alarma después que un ensayo en ratas de laboratorio, revelara que podía causar cáncer de vejiga, aunque las dosis empleadas eran mucho más altas que las de uso en humanos. Teniendo en cuenta esto, Canadá, por precaución, ha prohibido su comercialización y Estados Unidos (la FDA) ha dado una moratoria en espera que se hagan más ensayos para tomar una decisión.

No obstante, la sacarina tiene otros efectos perjudiciales ya indicados anteriormente cuando se hace un uso diario de la misma. Por todo ello la sacarina no es un edulcorante recomendable.

CICLAMATO DE SODIO (E-952). Fue descubierto en 1937. Es 50 veces más dulce que el azúcar. Se usa mezclado con la sacarina para paliar el sabor amargo de ésta. Se usa en los mismos productos que la sacarina.

En 1970 fue prohibido por la FDA de Estados unidos, como consecuencia de un estudio en ratas en el que se utilizó una mezcla 1/10 de ciclamato y sacarina y les causó cáncer de vejiga. Las dosis utilizadas fueron muy elevadas y esto no se puede extrapolar a seres humanos que usan dosis mucho más bajas. Está permitido en la Unión Europea.

No obstante no es un edulcorante recomendado, ni sólo ni combinado con la sacarina, aunque se puede tomar ocasionalmente.

ASPARTAMO (E-951). Es una molécula formada por dos aminoácidos, ácido aspártico y fenilalanina. Es 200 veces más dulce que el azúcar. Desde que se autorizó en 1974 ha sido objeto de muchas controversias, porque aumenta el riesgo de cáncer, diabetes y enfermedades neurológicas (ver lo escrito anteriormente para Edulcorantes Sintéticos). El metabolismo del aspartamo produce metanol que es un tóxico, pero sólo en pequeña cantidad. Únicamente si se abusa del aspartamo habría que tenerlo en cuenta. Por su contenido en fenilalanina está contraindicado en los enfermos que padecen *fenilcetonuria*.

SUCRALOSA (E-955). Es un producto obtenido por cloración de la sacarosa (azúcar de mesa). Su poder edulcorante es 600 veces superior al del azúcar. Es estable cuando se calienta. Por eso se puede usar con alimentos horneados y fritos. Es muy poco absorbido en el intestino, por lo que la mayor parte se elimina en las heces. Tampoco se disuelve en las grasas, lo que evita que se acumule en el tejido adiposo.

Hay estudios que indican que la sucralosa destruye el 50% de nuestra flora intestinal, tan necesaria para mantener una buena salud.

Su uso en altas dosis puede afectar al hígado y riñón.

No es recomendable su consumo.

OTROS EDULCORANTES SINTÉTICOS NO RECOMENDADOS. Acesulfamo K (E-950), maltitol (E-965), lactitol (E-966).

CONCLUSIÓN. De todos los edulcorantes citados anteriormente, tanto naturales como sintéticos, los más seguros y recomendables son la estevia y el xilitol, porque son naturales, no elevan la glucosa en la sangre y no aportan calorías (la estevia ninguna y el xilitol 2,4 kcal/g) y tienen otros beneficios. Para obtener un sabor dulce más agradable, la estevia se puede combinar con el xilitol. No obstante, cualquiera de los otros edulcorantes se puede tomar en muy pequeña cantidad y ocasionalmente.

PARTE IV

RECOMENDACIONES PARA LLEVAR UNA VIDA SALUDABLE Y REDUCIR EL RIESGO DE CÁNCER

ALIMENTACIÓN

Una alimentación adecuada que nos proporcione todos los nutrientes que necesita nuestro organismo y que no vaya contaminada con toxinas, es imprescindible para tener una vida saludable y libre de muchas enfermedades. Pero, si nuestra dieta alimenticia está guiada por lo que nos gusta, por la comodidad de consumir alimentos preparados, procesados ("comida basura") o por cocinado inadecuado que destruye nutrientes y produce toxinas, entonces vamos a perjudicar gravemente nuestra salud y vamos a estar sometidos a algunas enfermedades.

En España, que hace unos años se seguía la Dieta Mediterránea y que se ha demostrado que era beneficiosa, ahora cada vez más nos estamos alejando de ella. Centrándonos en el cáncer, está demostrado que aproximadamente el 30% de todos ellos es producido por una mala alimentación. Pero es más, según la dieta alimentaria que consumimos, podemos favorecer o dificultar el desarrollo de cualquier cáncer. Por ejemplo, como ya hemos visto (Parte III), un consumo excesivo de dulces o hidratos de carbono de carga glucémica alta, favorecen el crecimiento de cualquier célula cancerosa. En cambio, las verduras de la familia de las crucíferas (col, brócoli, coliflor, repollo, etc.) contienen componentes que son anticancerosos.

Por otra parte, cada vez se está viendo una relación más estrecha entre cuerpo y mente. Todo lo que afecta a uno, repercute en el otro. Por eso debemos comer no sólo para alimentar nuestro cuerpo, sino también para nutrir nuestra mente. Se sabe que la enfermedad mental tiene una base bioquímica en la que hay un déficit de algunos nutrientes. Si esto se corrige, se consigue curar o aliviar los síntomas.

Por ejemplo, se sabe que los esquizofrénicos son deficitarios en vitamina B3 (nicotinamida). Cuando se les administra dosis altas de esta vitamina, se consigue una gran mejoría.

El consumo excesivo de productos azucarados puede llevar al mal humor, la agresividad e incluso la delincuencia y el cáncer.

El "trastorno de hiperactividad con déficit de atención" (THDA), mejora notablemente si se administra vitamina B6 (piridoxina) y ácidos grasos esenciales (omega 3 y omega 6, en la proporción 1/1).

La administración de un complemento de vitamina B6, magnesio y vitamina C mejora significativamente la conducta de los autistas y el estrés.

Y así podríamos continuar con otras enfermedades mentales.

A continuación damos unos consejos para mejorar nuestro cuerpo y mente y así llevar una vida saludable y prevenir muchas enfermedades.

Adicciones. Evitar el consumo de drogas, tabaco y alcohol, o salir de ellos si se es adicto (ver Parte III). Un vasito de vino o una cerveza al día no parece perjudicar la salud. También suprimir o reducir los estimulantes, como el café, té, colas y chocolate. El té verde como tiene otros beneficios, se puede tomar con moderación.

Azúcares. Evitar el consumo habitual de azúcar común (sacarosa), glucosa, fructosa, maltosa, dulces en general o hidratos de carbono de absorción rápida (índice glucémico alto), como pan blanco, harinas refinadas, patatas y arroz blanco. Se pueden sustituir por las correspondientes integrales. Si se quiere endulzar, se puede usar preferentemente estevia o xilitol de abedul. También se deben restringir los edulcorantes sintéticos, usados en sustitución de azúcar de mesa y principalmente en los productos "light" o "zero". Sólo ocasionalmente en una fiesta o celebración se puede tomar algún dulce (ver Alternativas al azúcar, en la parte III).

No podemos de dejar de citar aquí los estudios sobre envejecimiento que está realizando la prestigiosa investigadora Ana María Cuervo en el Albert Einstein Collage of Medicine de Nueva York. Con la edad se va perdiendo la capacidad de eliminar residuos de las proteínas desgastadas y otros componentes celulares dañados, y así se va acelerando el envejecimiento. La Dra. Cuervo está estudiando a fondo este proceso con resultados prometedores y así conseguir que lo que ahora se inicia a los 60 años, se retrase a los 80 y se alargue el período libre de enfermedades neurodegenerativas como el Alzheimer. Está probado que lo que nos recomendaban nuestros abuelos de "dormir más y no comer entre horas" es una buena opción para retrasar el envejecimiento. <u>También está probado que el reducir el consumo de azúcares refinados contribuye positivamente a retrasar este proceso.</u>

Carnes. Son ricas en proteínas de alta calidad y en vitaminas del complejo B. Pero su exceso puede dañar los vasos sanguíneos, forzar al hígado a su descomposición y al riñón a su eliminación. Además contienen ácido araquidónico que es inflamatorio, y estimulan al páncreas a que segregue insulina que también es proinflamatoria, y puede producir una hipoglucemia. Las carnes contienen grasas (que a veces no se ven) que son saturadas (malas). Estas grasas van acompañadas de residuos tóxicos que el animal ha ido acumulando a lo largo de su crianza, procedente de los piensos y del medio ambiente. Dentro de las carnes, las de pavo y pollo son las más aconsejables, sobre todo si han sido alimentados con piensos ecológicos. En general, la carne de las aves es mejor que la de los mamíferos. Por otro lado, la carne es un acidificante de la sangre, lo que perjudica el metabolismo normal y favorece el desarrollo de células cancerosas (ver Acidosis, parte III). La carne además de contener sodio, evita que se elimine en la orina, por lo que es antidiurética y aumenta la tensión arterial y las pulsaciones. El exceso de proteínas estimula el sistema nervioso y el endocrino, y calienta el cuerpo. Por eso sólo es aconsejada con moderación en la estación fría o en las zonas polares. No es aconsejable tomar demasiada carne por la noche, porque lo mas probable es que se tenga un sueño agitado, pesadillas, excesivo sudor y pulso acelerado, Cuando consumimos demasiada carne u otros alimentos ricos en proteínas, como huevos, lácteos, pescados, etc., llegan a la sangre grandes cantidades de aminoácidos pero poco triptófano e impiden que éste se incorpore a las células nerviosas y no se forme el neurotransmisor serotonina, que es la molécula que nos produce sensación de sosiego y felicidad. En cambio, se estimulan la dopamina y la adrenalina que producen motivación y nerviosismo.

En resumen, se pueden consumir con mucha moderación las carnes en general, los embutidos y ahumados. Si el bolsillo lo permite, se puede tomar jamón ibérico que está alimentado con bellotas y que tiene una grasa saludable.

Pescados. Los pescados son una buena alternativa a la carne, tienen menos proteínas, menos grasa (que es saludable), poco colesterol (salvo los mariscos) y se digieren mejor. También contienen minerales (selenio, fósforo, flúor, hierro), vitaminas del complejo B y vitamina A (sobre todo los pescados azules). Se recomienda tomar pescado con frecuencia y el azul por lo menos 2 veces a la semana, porque es la fuente más importante de omega-3 (EPA y DHA) Entre los pescados azules, siempre que sean salvajes, más ricos en omega-3 y en orden de mayor a menor: caballa, arenque, sardinas, atún o bonito, anchoas, salmón, jurel, boquerones. Los mariscos aportan también zinc, magnesio y yodo. Hay que tener en cuenta que los pescados marinos contienen sal por lo que deben tomarlos con moderación los que tienen la tensión arterial alta. Se deben evitar los pescados de gran tamaño como el atún rojo, el pez espada y el lucio, porque se alimentan de pescados pequeños y acumulan mercurio.

Hortalizas. Todas las hortalizas son ricas en minerales, vitaminas y fibra. Además tienen poca grasa y contienen hidratos de carbono de bajo índice glucémico. Sin embargo las proteínas son de baja calidad (faltan algunos aminoácidos). Por eso hay que completarlas tomando otros alimentos que contengan estos aminoácidos (carnes, pescados, algas). Hay que resaltar que las verduras de la familia de las crucíferas (brócoli, repollo, lombarda, coliflor coles de Bruselas, grelos) contienen, como ya indicamos en la Parte III, un componente que tiene un efecto contra el cáncer, especialmente el de mama y el de recto. Por eso se aconseja tomar este tipo de verduras con cierta frecuencia para prevenir o durante el tratamiento de este tipo de cánceres. No obstante, hay que advertir que los que padecen de hipotiroidismo (bajo funcionamiento de la glándula tiroides), deben suprimir o restringir el consumo de estas verduras, porque secuestran el yodo necesario para el funcionamiento de la glándula tiroides.

Las legumbres (garbanzos, lentejas, judías y soja) también deben estar presentes en nuestra alimentación. Son más ricas en proteínas que las verduras y también tienen poca grasa y más hidratos de carbono de bajo índice glucémico. Contienen provitamina A, vitaminas del complejo B, minerales (calcio, fósforo, potasio, hierro y magnesio). En su cocinado no se debe añadir tocino o chorizo para no desvirtuar sus propiedades beneficiosas. Las lentejas cocinadas con arroz completan los aminoácidos que les faltan a unos y otros. Es aconsejable lavar las legumbres con agua y un poco de bicarbonato, tirar esta agua, añadir nueva y dejarlos en remojo de un día para otro (ver más adelante COCINADO).

La soja se debe tomar con moderación y siempre que no sea transgénica. Son preferibles los fermentados de soja como el tofu o el miso. No es conveniente para el hipotiroidismo y los que tienen cáncer de mama.

Es aconsejable tomar como entrante en la comida principal una buena ensalada de alimentos crudos, pues estos conservan todos los nutrientes. La ensalada puede estar constituida por lechuga, escarola, tomate, zanahoria, pepino, aguacate y cualquier otra verdura, aderezada con aceite de oliva virgen extra, limón (o vinagre de manzana), sal no refinada y, si se desea, ajo, cebolla y jengibre (en trocitos). Se debe tomar como primer plato porque tarda más en digerirse.

Frutas y frutos secos. Las frutas en general tienen muchas propiedades beneficiosas. En ellas abunda el agua (60-80%), vitaminas, minerales y fibra. Sin olvidar que se digieren con facilidad y que aportan pocas calorías. También ejercen un efecto antioxidante y algunas contienen algún componente anticáncer. Son alimentos refrescantes, ideales para su consumo en épocas de calor, porque suministran agua junto a minerales para evitar la deshidratación. Sin embargo, algunas personas no pueden consumir las frutas en exceso porque son intolerantes a los ácidos orgánicos que contienen. En cambio, sí las toleran si las frutas se cuecen, se hornean o se hacen en compota, ya que estos ácidos se eliminan por el calor.

Las frutas se deben tomar fuera de las comidas, porque éstas retardarían su absorción y fermentarían en el intestino, lo que provocaría gases y molestias digestivas.

Se aconseja que cada fruta se tome siguiendo el ritmo de la Naturaleza y además de procedencia de mismo país o región, y restringir las exóticas. He aquí algunos ejemplos según las estaciones del año:

Invierno: Cítricos, manzanas y peras.

Primavera: Cerezas, fresas y frambuesas.

Verano: Sandías, peras, melocotón, nectarinas, ciruelas y brevas.

Final de verano: Uvas, melones, higos y zarzamoras.

Otoño: Manzanas, peras, granadas y uvas.

Las frutas se deben tomar preferentemente enteras, sin exprimir, para no perder parte de las vitaminas y minerales. Si se beben zumos es aconsejable hacerlo en el momento que se vaya a tomar para conservar la vitamina C. No endulzarlo con azúcar. Si se quiere dulce, añadir un poco de estevia o xilitol. No es aconsejable acudir a los zumos o refrescos industriales.

También tienen que estar presentes en nuestra alimentación los frutos secos (almendras, avellanas, anacardos, nueces, piñones...). Contienen proteínas, grasas esenciales (omega-6 y omega-3), hidratos de carbono de índice glucémico bajo, vitaminas y minerales.

Se deben comer crudos y no rancios. El inconveniente que tienen es que son muy calóricos. Por ejemplo, 100g de almendras aportan 598 kcal. Por eso hay que tomarlas con moderación, si no se quiere aumentar de peso. Además tienen un efecto antiinflamatorio y bajan el colesterol. Actualmente se recomienda que los tomen los diabéticos porque bajan la glucemia.

Huevos. Los huevos contienen proteínas de gran calidad, es decir aportan todos los aminoácidos que necesitamos. Son ricos en hierro, vitaminas liposolubles (A, D, E) y algunas del grupo B. También tienen lecitina que indispensable para el buen funcionamiento de las membranas celulares y como precursora de la acetilcolina que es el neurotransmisor de la memoria. Sin embargo, además de estas virtudes también tienen inconvenientes. Las grasas saturadas y el colesterol que contienen los huevos si se abusa de ellos, pueden afectar al hígado, al riñón y al sistema cardiovascular. Por otra parte hay personas que son alérgicas a la clara del huevo (albúmina). En general no es necesario prescindir de los huevos; 1-2 huevos a la semana es lo recomendable y a ser posible de corral. Para este cálculo hay que tener en presente que muchos alimentos industrializados están fabricados con huevo.

No debemos dejar de considerar que los huevos constituyen un riesgo de transmisión de la bacteria *Salmonella*, que es la causa de salmonelosis o fiebres tifoideas, si se manipulan mal en el hogar. Esta enfermedad afecta al aparato digestivo con vómitos y diarrea, dolor de cabeza y debilidad en general, a veces fiebre alta. La bacteria del género Salmonella (tiene varias especies) habita en el intestino de las aves y contamina principalmente la cáscara de huevo y también su interior.

Afortunadamente esta bacteria es bastante sensible al calor. Según algunos estudios realizados, la Salmonella se inactiva en 10 segundos a una temperatura de 63°C y en 2 segundos a 66°C. Como la yema de huevo empieza a coagularse a una temperatura de 65°C, si ésta se encuentra coagulada, es una señal de que las posibles Salmonellas han sido inactivadas.

Todo esto nos lleva a la conclusión que hay que tener cuidado en la manipulación de los huevos en el hogar y mucha precaución si se van a tomar crudos, como en la salsa mayonesa, o se han calentado poco como los huevos poco fritos, las tortillas y los huevos pasados por agua, en los que la yema no está bien cuajada.

También se debe tener cuidado cuando se hornea un pollo entero, sobre todo si es grande, ya que aunque la temperatura del horno sea de 180-200°C, ésta sólo afecta a la superficie mientras que en el interior puede ser que no llegue a 60°C, y no se destruyan las Salmonellas.

Tampoco se debe lavar los huevos con agua, porque la cáscara es permeable y se puede introducir la Salmonella y otros contaminantes.

Leche. La leche que más se consume es la leche de vaca. Es rica en proteínas (49%), grasas (3,5%) y colesterol. También contiene minerales como calcio (125mg, fósforo, potasio y sodio; y vitaminas sobre todo vitamina A y D. La mayor parte de la grasa es saturada (no beneficiosa). La proteína de la leche (caseína y lactoalbumina) son bastante indigestas y alergénicas.

Hay mucha controversia en cuanto al consumo de leche de vaca. Ha sido un mito, años atrás, considerar a la leche de vaca beneficiosa para los huesos por su gran contenido en calcio. Pero hoy se sabe que no sólo no es buena para el sistema óseo sino perjudicial, favoreciendo

120

la osteoporosis. En los países occidentales, grandes consumidores de leche y productos lácteos, es muy frecuente la osteoporosis, mientras que en los países que no consumen leche esta enfermedad es rara o desconocida.

Es verdad que la leche de vaca tiene bastante calcio y vitamina D, pero este calcio se absorbe mal y se metaboliza deficientemente. En primer lugar, cuando se digieren las grasas en el intestino quedan libres ácido grasos que reaccionan con el calcio para dar jabones cálcicos que no se absorben y se eliminan por las heces.

En segundo lugar, la leche de vaca tiene muy poco magnesio y este mineral es necesario para que se absorba el calcio y la vitamina D. Además el magnesio se necesita para que se forme la estructura ósea y allí se deposite el calcio.

En tercer lugar, la leche de vaca contiene bastantes fosfatos que reaccionan con el calcio y forman fosfato cálcico insoluble y poco absorbible. Además el exceso de fosfatos en la sangre, obliga a extraer calcio de los huesos.

En cuarto lugar, las proteínas de la leche acidifican la sangre (acidosis).Para neutralizar esta acidez el organismo recurre a los minerales entre ellos al calcio, que lo extrae de donde lo hay, es decir del hueso.

El hueso se está formando y destruyendo constantemente y así se mantiene en equilibrio. En resumen lo que hace la leche de vaca es alterar este equilibrio incrementando la velocidad de destrucción, dando lugar a la osteoporosis.

Cuando se hace un consumo diario de leche de vaca o de otro mamífero, se van depositando las proteínas en la zona basal de los vasos sanguíneos perjudicando la circulación con riesgo de trastornos cardiovasculares. Por eso, aunque se tome leche desnatada, este problema no se elimina y además se deja de aportar vitamina D que se encuentra en la grasa.

La leche de vaca consumida por bebés (no amamantados) y niños, es un factor de riesgo de contraer la diabetes juvenil.

Es bien sabido que hay determinadas personas que son intolerantes a la leche porque carecen de la enzima *lactasa* que es la que hidroliza la lactosa. Como en la fermentación de los yogures y quesos la lactosa desaparece y se transforma en ácido láctico, estas personas sí pueden consumir yogures y quesos curados. Pero también hay otras personas que, aunque no son intolerantes a la lactosa sí lo son a las proteínas de la leche de vaca.

La leche de vaca también contiene un cóctel de hormonas y otras sustancias necesarias para nutrir y hacer crecer rápidamente al ternero. Entre ellas, se encuentra la hormona del crecimiento y el factor IGF-1 (factor de crecimiento insulinoide), que son semejantes a los humanos. Lo que hacen estas hormonas es incrementar la multiplicación de las células. Nuestro organismo los produce en pequeña cantidad, pero cuando están aumentadas, sobre todo el IGF-1, puede haber problemas, si hay células tumorales, ya que éstas tienen muchos más receptores de este factor que las células normales, y entonces se favorece el crecimiento de aquéllas. Además la leche de vaca es rica en ácido araquidónico, precursor de la prostaglandina PG-2 que es proinflamatoria y, como se sabe, la inflamación favorece el desarrollo del cáncer.

Además, a todo lo que se ha dicho de la leche de vaca considerada natural, hay que añadir todos los contaminantes que pueden llevar los piensos y los aditivos que se les añade, como los antibióticos y el SBT para incrementar la producción de leche.

Aceites y grasas. Hay dos ácidos grasos esenciales, omega-3 y omega-6 que nuestro organismo no puede fabricar y tiene que proveerse de los alimentos. Para que haya equilibrio, éstos tienen que estar en la proporción 1/1. Pero la dieta actual es muy rica en omega-6 y escasa en omega-3. El omega-6 se encuentra en casi todos los aceites, siendo los más ricos el aceite de girasol, de maíz y de semillas, mientras que el omega-3 es menos abundante, y se encuentra en el aceite de lino, chía y sobre todo en los pescados azules salvajes (no fritos ni a la barbacoa). En la dieta actual, si no es mediterránea, se toman 10 veces más omega-6 que de omega-3, hay que complementarlo con un preparado de perlas de omega-3.

Las grasas animales, la de palma y especialmente las hidrogenadas y las llamadas *trans*, se deben restringir lo más posible.

Las grasas insaturadas que tienen los radicales que parten del doble enlace en el mismo lado, se llaman grasas *cis* y son las naturales y las que se utilizan en el metabolismo normal. Cuando estas grasas se someten a temperaturas altas o a procesos químicos, estos radicales pasan a lados opuestos y se convierten en grasas *trans* que son extrañas para nuestro organismo y no hacen las funciones de las grasas *cis*.

Algas. Las algas marinas son una fuente de proteínas de gran calidad, vitaminas, fibra y minerales, como sodio, potasio, yodo, magnesio y calcio. Entre las algas más consumidas se encuentran nori, kombu, wakame y agar-agar (ésta realmente es un extracto de algas). Tienen efecto antioxidante, antiinflamatorio y antitumoral (especialmente contra el cáncer de mama).

El alga *chlorella* no es marina, crece en agua dulce de estanques y lagos, pero tiene propiedades semejantes a las marinas, aunque es pobre en yodo, sodio y potasio. Sin embargo es un excelente medio para eliminar metales pesados (plomo, mercurio, cadmio) y radioactivos (uranio, radón). También tiene un efecto antiviral, regula la glucemia de los diabéticos y protege el hígado.

La *espirulina* no es realmente un alga pero sus nutrientes se asemejan al de éstas. Contiene proteínas, grasas e hidratos de carbono en la proporción adecuada. Es rica en vitaminas del complejo B y en hierro. Por eso se recomienda para tratar las anemias por falta de hierro (ferropénicas). También es antioxidante, ayuda a que no se formen tumores y potencia las defensas inmunitarias.

Las algas marinas las deben tomar con precaución los que padecen de hipertiroidismo por su contenido en yodo, y los hipertensos porque contienen sodio.

Se pueden usar en las ensaladas o añadir en sopas y otros guisos.

Setas y hongos. Se caracterizan por no tener hojas y raíces y no realizar la función clorofílica. Todas las setas comestibles como el champiñón, los níscalos, setas de cardo, boletus, etc., son ricas en minerales (hierro, calcio, zinc) y vitamina E. Pero además contienen en mayor o menor medida componentes con un cierto efecto antitumoral. Los hongos mas medicamente estudiados son los de origen japonés, shiitake, maitake y reishi, que ahora también se cultivan en España. La combinación de estos 3 hongos tiene un potente efecto antiviral y antitumoral. Por eso se está utilizando con éxito para aumentar la eficacia de la quimioterapia y radioterapia y evitar algunos de sus efectos adversos.

Especies y condimentos. Es beneficioso seguir usando estos productos que habitualmente se emplean en la cocina: ajo, cebolla, perejil, tomate, romero, tomillo, azahar, canela, comino, hinojo, apio, clavo... En todos éstos se ha demostrado que tienen una cierta actividad para promover la muerte de algunas células cancerosas, además de aportar minerales y vitaminas.

El ajo y la cebolla protegen frente al cáncer de estómago, mama y próstata.

El jengibre tiene un efecto antiinflamatorio, baja la glucemia y es antitumoral. Previene el cáncer colorrectal, gástrico, de piel, de mama y de próstata. Evita los mareos y potencia el efecto antitumoral de la quimioterapia y radioterapia. También evita los mareos en los viajes.

La cúrcuma es un colorante natural amarillo. Es antioxidante y antiinflamatorio. Evita la progresión de las metástasis porque colabora en la destrucción de las células cancerosas. Es un buen protector de los músculos, hígado y riñón. Cuando se quiere dar un tono amarillento a las comidas, como es el caso de las paellas, se puede usar cúrcuma o azafrán. Evitar el uso de tartracina, un colorante químico con efectos secundarios adversos, y figura como aditivo E-102.

También hay que tener en cuenta no abusar del potenciador de sabor Glutamato monosódico que figura en el etiquetado como E-621 o GMS. En grandes dosis es perjudicial, lo utiliza mucho la cocina china y también las industrias alimentarias.

Se recomienda usar en la cocina sal marina *sin refinar*. La sal marina que normalmente se vende es sal marina muy refinada a la que se le ha desprovisto de minerales esenciales (calcio, magnesio, potasio), dejando sólo cloruro sódico. Además se le añaden aditivos antiapelmazantes. La sal marina no refinada es un fuente importante de minerales.

Agua. La mayor parte de nuestro cuerpo es agua (70%), y un aporte insuficiente produce deshidratación y altera las reacciones metabólicas. Se recomienda tomar todos los días 2 ó 2,5 litros de agua, incluidas la que bebemos y la que tomamos con los alimentos. Pero las necesidades de agua son muy variables de una persona a otra, ya que dependen de las condiciones ambientales y de las circunstancias de cada uno y de cada momento. En general debemos beber agua cuando sintamos sed, salvo las personas mayores que han perdido esta sensación y tienen que beber aunque no sientan sed. Naturalmente en época de calor y cuando se hace un esfuerzo físico se suda más, y entonces hay que aumentar su consumo, no sólo de agua sino también de minerales (bebidas isotónicas).

De todos modos, lo mejor para saber si se está tomando suficiente agua, es observar la orina. Si la orina es oscura, es que estamos bebiendo menos de lo debido. La orina debe ser clara con ligero color amarillento. Hay que advertir que si se está tomando algún preparado que contenga vitamina B2 (riboflavina) que es de color amarillo, la orina tendrá un color amarillento más intenso, pero no oscuro. Es normal.

Hay que llamar la atención a los que están sometidos a altas temperaturas ambientales y a los que hacen grandes esfuerzos físicos en los que se produce abundante sudoración, que beber solo agua es contraproducente y les puede producir, paradójicamente, deshidratación con los consiguientes problemas, si no aportan los minerales que se pierden en el sudor. En estos casos deben tomar "bebidas isotónicas".

Flora intestinal (probióticos). En nuestro intestino habitan normalmente un conjunto de bacterias muy beneficiosas para nuestra salud, porque aumentan nuestras defensas inmunitarias, producen vitaminas e impiden que se implanten otros microorganismos que pueden causar infecciones. El régimen alimenticio que estamos proponiendo aquí, favorece el desarrollo de esta flora intestinal beneficiosa. Pero en caso de una dieta inadecuada o toma de antibióticos, que la debilitan o la destruyen, es aconsejable fortalecerla tomando estas bacterias ya preparadas, como yogur, kéfir, miso, tamari, etc., o recurrir a complementos alimenticios que las contienen muy concentradas.

COCINADO

Es muy importante en el arte de cocinar el hacer un plato gustoso y atrayente y a la vez que sea saludable. Si sólo se tiene en cuenta lo primero, puede ocurrir que se pierdan nutrientes esenciales o que se transformen en productos tóxicos. Por ejemplo, si asamos sardinas a la parrilla, los omega-3 de éstas que son muy sensibles al calor, se convierten en sustancias perjudiciales y además, como luego veremos, se producen *benzopirenos* que son cancerígenos.

Alimentos crudos. Son los más sanos para nuestra salud, porque contienen todos los nutrientes que necesitamos sin alterar. Son una fuente de proteínas, hidratos de carbono de bajo índice glucémico, de fibra, de vitaminas, enzimas y minerales (hierro, calcio, potasio, magnesio...). Además contienen poca grasa. Lógicamente nos referimos a las verduras, no a las carnes y pescados que pueden estar contaminados. Cuando los alimentos se cuecen, siempre se pierden nutrientes y también se pueden originar productos indeseables. Por ejemplo, unas judías verdes cocidas en agua, pueden perder más del 20% de la vitamina C original; y las coles de Bruselas hasta el 50%. Además en el caso de estas últimas se destruyen los glucosinolatos que son anticancerígenos.

Sin embargo, hay que tener en cuenta que los alimentos crudos son menos digestivos que los cocidos y algunas personas necesitan algún tiempo para adaptarse a ellos. Por otro lado, van acompañados de pesticidas y otros contaminantes que hay que eliminar, si no son ecológicos, entre los que puede haber microorganismos patógenos.

Las verduras que no se pelan deben lavarse con abundancia de agua a la que se le puede añadir unas gotas de lejía para destruir las bacterias y después enjuagar bien con agua fría. Las frutas que se pueden pelar no requieren esta atención.

Cocción con agua. Después de los alimentos crudos, la cocción con agua es la más recomendada. En la cocción con agua la temperatura no supera los 100ºC. En estas condiciones se consigue una pasteurización que destruye la mayoría de las posibles bacterias, se pierden pocos nutrientes y se causa una menor alteración de éstos.

Si las verduras se echan en agua fría y se va calentando progresivamente, pasan muchos nutrientes y también contaminantes al agua de cocción que hay que tirar.

Para que no pierdan nutrientes y se eliminen los pesticidas otros contaminantes, se debe seguir el siguiente procedimiento:

Se pone agua a calentar y cuando está hirviendo, se añade la verdura sin trocear y se deja que hierva 1 minuto. Seguidamente se desecha el agua, se enjuaga con agua y se prosigue la cocción del modo habitual. De este modo se impermeabiliza la superficie de la verdura y se impide que pasen al agua muchos minerales y vitaminas a mismo tiempo que se eliminan los contaminantes. Además al escaldar se inactiva también la enzima *oxidasa* que destruye la vitamina C.

Si la verdura es ecológica, se supone que no está contaminada, pero se debe hacer del mismo modo para evitar la pérdida de nutrientes.

Otro método saludable es la cocción a vapor en una olla vaporera. En este caso, el alimento no está en contacto con el agua y es el vapor de agua el que cuece el alimento y arrastra los contaminantes al agua que está en el fondo de la olla. Naturalmente esta agua hay que tirarla.

Dentro de la cocción con agua también se deben considerar el guisado y el estofado, aunque se añada algo de aceite.

A la barbacoa, a la parrilla y a la brasa. En estos métodos de cocción los alimentos están sometidos a muy altas temperaturas. Las grasas caen sobre el foco de calor y se descompone produciendo *benzopirenos*, que son sustancias cancerígenas, que ascienden con los humos y se pegan al alimento. Además, las altas temperaturas alteran las proteínas, las grasas, los hidratos de carbono y destruyen algunas vitaminas.

La barbacoa con llamas es la que más benzopirenos origina y la que menos es la que se hace con carbón vegetal.

Estas técnicas culinarias son las menos recomendables y sólo se deben usar en contados casos.

A la plancha. El alimento se coloca sobre una plancha metálica que se caliente a alta temperatura. Si se hace bien dándole vuelta y vuelta sin dejar que se tueste (sólo que quede dorado), sólo afectará a la superficie, mientras que en el interior la temperatura será moderada, Así la alteración de los nutrientes será pequeña.

Este método de cocción se utiliza para las dietas de adelgazamiento, porque al no añadir grasa, se aportan menos calorías.

Horneado. En el horno se utilizan temperaturas altas (200ºC), pero esta temperatura sólo llega a la superficie y atraviesa un poco el espesor. En el interior como hay agua, no pasa de 100ºC. De todos modos una parte del alimento horneado sufre alteraciones con posibilidad de que se formen productos tóxicos. Por ello, se recomienda no sobrepasar la temperatura de 180ºC y no untarlo con aceite o grasa, es preferible agua o vino. No es conveniente usarlo con frecuencia.

El horno microondas, tan ampliamente usado actualmente, tiene graves inconvenientes, que conviene conocer. En este horno el calentamiento se consigue por un fuerte frotamiento de unas moléculas con otras cuando se somete a ondas electromagnéticas de alta frecuencia. El calor penetra más rápidamente y más adentro en el alimento y es más limpio. Pero puede alterar la estructura espacial de las moléculas, especialmente del agua. La molécula del agua alterada se convierte en una sustancia extraña y biológicamente inactiva para nuestro organismo y posiblemente tóxica. Si la cantidad de agua alterada es poca, frente a la que tenemos en nuestro cuerpo (70%), no reviste gravedad. Pero si aumenta la proporción, pueden surgir problemas. Por consiguiente, el horno microondas no se debe usar o sólo en contados casos. Los ensayos realizados con animales a los que se les alimentó exclusivamente con productos calentados en el horno microondas (incluido el agua), a los pocos días resultaron letales. A los bebés nunca se les debe calentar los biberones en el horno microondas, porque pueden tener graves consecuencias, ya que aumentaría mucho la proporción de agua alterada.

Tostado y ahumado. En el tostado, la superficie del alimento está sometida a altas temperaturas. Si el tiempo de tostado es muy corto, sólo aparece un color dorado con poca alteración del alimento (reacción de Maillard), pero si se alarga, el color se hace muy oscuro (muy tostado) y entonces es aconsejable desecharlo, porque es una fuente de productos tóxicos y algunos cancerígenos. Esto hay que tenerlo en cuenta cuando se tueste pan.

En el ahumado el alimento se pone en contacto con el humo procedente de diversos combustibles. Los tóxicos y benzopirenos del humo se pegan al alimento. No es aconsejable consumir con frecuencia estos alimentos (carnes, pescados, embutidos).

Fritura. El calentamiento de los aceites a altas temperaturas (más de 160ºC) provoca la descomposición de éstas y la formación primero de grasas trans, inactivas biológicamente e inflamatorias, y después de acroleínas y otros productos tóxicos y cancerígenos. Además el aceite a esas temperaturas y en contacto con el aire favorece su oxidación y con ello la formación de radicales libres. También se destruyen algunas vitaminas como la C y las grasas omega-6 y omega-3. Por ejemplo, si se fríe pescado azul rico en omega-3, se destruye la mayor parte de éste formando productos tóxicos.

Hay una temperatura crítica que es variable de un aceite a otro. No se debe dejar nunca que el aceite humee. Si esto ocurre hay que desechar ese aceite. El aceite de coco humea a 177°C, el de oliva virgen a 216°C, el de oliva virgen extra a 160°C, el aceite de girasol sin refinar a 107°C y la manteca de cerdo a 177°C. Los correspondientes aceites refinados tienen un punto de humeo más alto, pero tienen el gran inconveniente de que han sido tratados a altas temperaturas y con productos químicos. Estos aceites no son recomendables.

Se debe restringir el consumo de alimentos fritos habitualmente, sólo ocasionalmente, teniendo en cuenta lo siguiente:

• Utilizar aceite de oliva virgen extra o aceite de coco preferentemente.

• No dejar humear el aceite (no sobrepasar los 160°C).

• No reutilizar el aceite usado. Sólo se debe utilizar una vez.

• Escurrir bien el aceite del alimento frito. No utilizar papel para empapar

• Secar lo más posible el alimento antes de freirlo, porque el agua de su superficie favorece la descomposición del aceite.

• No tapar la sartén mientras se fríe, porque la tapa puede devolver los productos tóxicos al alimento.

• No mezclar distintos tipos de aceite.

NOTA. Es conveniente comer despacio, sin prisas, masticando y ensalivando bien. Hacer 3 ó 4 comidas al día, bebiendo poca agua. Tomar la fruta fuera de las comidas, por ejemplo, a media mañana y media tarde. No comer postres dulces después de las comidas, porque el azúcar que es de absorción intestinal rápida, el alimento lo retrasa con la posibilidad de que se produzcan fermentaciones, trastornos digestivos y que se afecte la flora intestinal. La cena debe ser floja y dejar pasar por lo menos 2 horas antes de acostarse. Intentar dormir 8 horas los adultos.

Respiración. En general respiramos deficientemente. En la inspiración (aspiración del aire), la hemoglobina de los glóbulos rojos que llega a los pulmones a través de la sangre, capta oxígeno y lo transporta a todas las células del cuerpo. En la respiración, se expulsa el dióxido de carbono (CO_2), que es el residuo resultante del metabolismo energético. Si la respiración no se hace adecuadamente, podemos tener falta de oxígeno y acumulación de CO_2. La deficiencia de oxígeno ocasiona anemia y la retención de CO_2, que es un ácido, acidifica la sangre.

Es conveniente entrenar a nuestro cuerpo a hacer una buena respiración, una respiración profunda, que permita captar suficiente oxígeno y eliminar todo el CO_2 formado. Para ello, se aconseja practicar estos dos ejercicios.

1. Tumbarse en la cama boca arriba, por ejemplo, al acostarse, doblar las rodillas como si estuviéramos sentados, poner las manos sobre el vientre y hacer una inspiración lenta por la nariz hasta que el vientre se hinche (lo notan las manos). Después espirar también lentamente hasta que el vientre se hunda un poco, ayudado por las manos. Realizar este ejercicio 3 veces, descansar 1 minuto aproximadamente y repetirlo 2 veces más.

2. Se hace de pie. Se coge una toalla o un paño largo con las manos y se estira por sus extremos. Se sitúa ésta en el vientre con los brazos abiertos y se inspira

lentamente el aire por la nariz, al mismo tiempo que se van elevando los brazos abiertos hasta llegar a su máxima altura. Después se van bajando lentamente hasta la posición inicial. Este ejercicio se repita 3-4 veces en cualquier momento del día.

La práctica de estos dos ejercicios potencia los músculos del diafragma al mismo tiempo que se drena la linfa. Así se va acostumbrando al cuerpo a hacer una respiración óptima.

Ejercicio físico. El sedentarismo es perjudicial para la salud. En cambio el ejercicio físico moderado, es decir la actividad física prolongada, lenta y de poca intensidad, sin fatigarse, tiene múltiplos beneficios:
- Activa la circulación sanguínea y linfática, evitando la retención de líquidos.
- Aumenta la densidad ósea previniendo la osteoporosis.
- Potencia el sistema de defensa inmunitario.
- Ayuda a perder peso, si es prolongado.
- Despeja la mente y ayuda a corregir el estrés.
- Estimula la formación de endorfinas que son las drogas naturales del bienestar.
- Ayuda contra el estreñimiento.
- Contribuye a la prevención del cáncer y es un buen aliado durante y después del tratamiento.

Este ejercicio moderado utiliza el *metabolismo aeróbico* (con oxígeno) para obtener energía, usando la glucosa como combustible. Se recomienda practicar este tipo de ejercicio. La forma de hacerlo varía de unas personas a otras. Puede consistir simplemente en caminar media hora a buen paso por lugares poco contaminados (parque o campo), si es posible, nadar, andar en bicicleta o hacer una tabla de gimnasia suave. Nunca se debe llegar a fatigarse. La práctica regular de yoga, pilates, tai-chi..., a lo que se puede añadir la meditación, también son beneficiosos para la salud.

Hay otro tipo de actividad física que consiste en ejercicios cortos, rápidos, intensos, de resistencia o competición. En estos se utiliza el *metabolismo anaerobio* (sin oxígeno). Se produce gran cantidad de ácido láctico que se acumula en los músculos y origina las conocidas agujetas. Además acidifica la sangre, debilita el sistema inmunitario y afecta al corazón y a los pulmones. También produce estrés con todas sus consecuencias.

Según A. Moritz, cuando se hace cualquier ejercicio y se empieza a respirar por la boca, es señal de fatiga y hay que dejarlo, y la próxima vez, reducirlo a la mitad. Por ejemplo, si se corren 4 km. y aparece esta señal, la siguiente vez, sólo debe recorrer 2 km. El ejercicio intenso, fatigoso no es bueno para la salud.

Para realizar estos ejercicios físicos intensos es necesario someterse a un entrenamiento y llevar una dieta alimenticia adecuada.

Estrés. Un estrés moderado es necesario para tener motivación y desenvolvernos bien en la vida diaria. Nuestro organismo tiene suficientes medios para de uno modo normal tolerar este estrés, sin que cause trastornos o alteraciones. El problema se presenta cuando estamos sometidos a un estrés intenso, extremo o prolongado. Entonces nuestro organismo no es capaz de controlarlo de un modo normal y acude a procedimientos anormales para hacer frente al estrés con las siguientes complicaciones.

Este tipo de estrés sobreactiva las glándulas suprarrenales, haciéndolas segregar abundante adrenalina, cortisol (cortisona) y aldosterona al hígado para que sintetice más glucosa, y al tiroides para que se acelere el metabolismo. Es lo que se llama "respuesta al estrés". Las consecuencias de todo esto son:

- Elevación de la glucosa en la sangre (hiperglucemia).
- Aumento de la tensión arterial (hipertensión).
- Incremento de las pulsaciones (taquicardia).
- Dilatación de los vasos sanguíneos del corazón, cerebro y músculos y constricción de los de la piel.
- Se marchitan muchas dentritas de las neuronas. Estas dentritas son las que hacen las interconexiones de las neuronas para transmitir información y mensajes. También se destruyen neuronas. Afortunadamente, estudios recientes han demostrado que cuando cesa este tipo de estrés, se regeneran las neuronas perdidas y recuperan las dentritas dañadas.
- El exceso de aldosterona segregado por la médula de las glándulas suprarrenales, provoca la retención de sodio y agua y elimina ácidos y potasio. El exceso de ácidos producidos por el estrés acidifica la sangre, lo que perjudica la función celular. El potasio es indispensable para el metabolismo de las células y especialmente de los músculos, incluido el corazón.
- Produce pérdida de memoria, de concentración y de agilidad mental.
- Contribuye a padecer insomnio.

Hay que tener presente que este estrés intensivo y prolongado, puede terminar en depresión. También el estresado puede intentar salir de este estado y entrar en algún tipo de adicción, como el abuso de estimulantes (café, té, colas), el alcohol, el tabaco u otras drogas.

Para combatir el estrés intenso ayuda la dieta que aquí estamos aconsejando, aunque se puede aumentar su eficacia si tomamos un complemento de magnesio, vitamina C y un complejo de vitaminas B. Se ha observado su eficacia en casos de un trabajo excesivo laboral con grandes preocupaciones y responsabilidad. También va bien un preparado de GABA (ácido gamma aminobutírico) que es un regulador de la estimulación y la relajación, pero que no es un sedante.

Traumas emocionales. Cada vez se está viendo que existe una relación estrecha entre mente y cuerpo, si hay una alteración o trastorno en uno de ellos repercute en el otro. Los traumas emocionales duraderos, en los que no vemos ninguna solución al problema, se vive en soledad interna, no se quitan de la cabeza y se está rumiendo con ello día y noche, son la causa de muchas enfermedades graves incluido el cáncer. La Nueva Medicina impulsada por el Dr. G. Hamer establece una relación directa entre la zona del cerebro afectada por un trauma emocional y el órgano o tejido comprometido. Por ejemplo, si una madre pierde a su hijo queridísimo, puede sufrir este trauma emocional y afectar a una zona de su cerebro que causa un cáncer de mama, y aún más concretamente, en la mama izquierda si es diestra. Naturalmente, todas las madres que pierden un hijo lo sienten profundamente, pero si no sufren este trauma emocional no tendrán estas consecuencias.

Los ejercicios de relajación, meditación y el ejercicio físico, son unos buenos aliados para no caer en el trauma emocional. También ayudan los complementos recomendados para combatir el estrés.

Meditación. Una manera sencilla de hacer meditación, es sentarse en una silla con la espalda recta, las piernas cruzadas y los ojos cerrados. Después concentrarse en observar nuestra respiración, como se inspira y se expulsa por la nariz y el pecho, sin alterar nuestro ritmo normal y contemplando como si fuéramos un observador externo. No importa que nos vengan otros pensamientos y, si es así, volver a concentrarse en la respiración. Si se practica este ejercicio durante 15 minutos, 2 veces al día, se notará placidez, mente despejada y desaparecerá el estrés.

Otras recomendaciones. Para llevar una vida saludable y feliz también hay que tener presente nuestra conducta. Los sentimientos de odio, resentimiento, intolerancia…, no sólo son malos para las personas a las que van dirigidos, sino que también son muy perjudiciales para nuestra salud física y mental. El perdón, la tolerancia, la empatía y el ayudar a los demás, aunque no se tenga compensación, son factores importantes para nuestro bienestar y salud. Cuantas veces se oye decir que el perdonar una gran culpa, es como si te quitaran un puñal clavado en el corazón. También se puede decir que una sonrisa auténtica vale más que mil palabras. ¿Quién no ha experimentado una alegría ante la sonrisa espontánea de un bebé que no sabe hablar?.

ALGUNAS OBRAS CONSULTADAS

- Balcells, Alfonso. "La Clínica y el Laboratorio" Ediciones Masson, S.A. Barcelona 1993.
- Cousens, Gabriel. "Hay una cura para la diabetes" Editorial Siro, S.A. Málaga 2014.
- Cuevas Fernández, Olga. "El equilibrio a través de la alimentación".
  Editorial Santiago Roger de Lluria. Barcelona 2008
- Daniel, Sandra. "Shiitake y Reishi"
  Editorial EDAF, S.A. Madrid 2001
- Fernández, Odile. "Guía práctica para una alimentación y vida anticáncer"
  Ediciones Urano, S.A.U. Barcelona 2015
- Firshein, Richard. "La revolución de los farmanutrientes"
  Editorial EDAF, S.A. Madrid 2001
- Gallego, José T. "Estevia, dulce medicina"
  Editor RBA Libros. Barcelona 2011
- Guyton y Hall. "Tratado de Fisiología Médica"
  Editorial Elsevier España. Barcelona 2016
- Holford, Patrick. "Nutrición óptima para el cerebro"
  Ediciones Robinbook. Barcelona 2013.
- Lajusticia, Ana María. "El magnesio clave para la salud"
  Editorial EDAF, S.A. Madrid 2001
- Madrigal, Odón. "Azúcar, dulce veneno"
  Editorial La Salud naturalmente. Madrid 2015
- Mambretti, G y Séraphin, J. "La Medicina patas arriba ¿Y si Hamer tuviera razón?
  Ediciones Blossoming Books. Torino (Italia) 2013

- Mondo, Luigi y Del Príncipe, Stefanía. "Las increíbles propiedades
  terapéuticas del Cloruro"
  Ediciones Obelisco, S.L. Barcelona 2010
- Moritz, Andreas. "Los Secretos Eternos de la Salud"
  Ediciones obelisco, S.L. Barcelona 2013
- Moritz, Andreas. "Limpieza hepática y de la vesícula"
  Ediciones Obelisco, S.L. Barcelona 2013
- Pelizzari, Pierre. "Me he tratado con la Nueva Medicina del doctor Hamer"
  Ediciones Obelisco, S.L. 2011
- Pérez-Calvo Soler, Jorge. "Nutrición energética y salud"
  Grupo editorial Random House Mondadori, S.L. Barcelona 2007